HACCP
よくわかる
食品有害微生物問題集

藤井建夫 編著

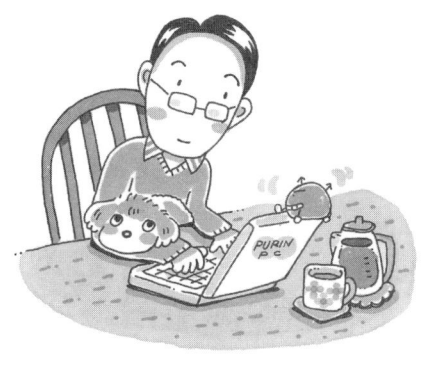

幸書房

はじめに

　食の安全・安心は、消費者にとってもっとも関心の高い項目の一つとなっている。その背景には、BSEや輸入食品の農薬汚染などに対する不安、食品偽装事件、大規模食中毒事件の発生などがあるが、なかでも消費者にとくに関心が高いのは微生物性食中毒に関する問題であろう。近年わが国では、年間500〜3,000件（患者2.5〜4.5万人）ほどの食中毒が発生しており、とくに、堺市の学校給食でO157事件が発生した1996年には、この年だけでO157による患者は9,400名以上、死者が12名に上ったこと、1999年のイカ乾燥菓子によるサルモネラ事件では患者がほぼ全都道府県に及んだこと、2000年の加工乳によるブドウ球菌事件ではこの1件だけで患者数が13,420名にも達したこと、また最近はノロウイルス食中毒が大流行していて2006年の患者数は27,000名以上であったことなど、衝撃的な事例も多い。

　微生物はこのような食中毒との関係だけでなく、腐敗の原因としても重要である。市販の製品には原材料名や原産地、アレルギー関連などさまざまな表示が義務づけられているが、それらのうち、一般に消費者に最も関心が高いのは消費期限表示であり、これはその商品がどれくらい持つかということ、すなわちふつうは腐敗との関係で設定される問題である。今日、日常的に腐敗が直接人的被害を与えることは少ないとはいえ、腐敗事例も散発しており、消費者、メーカの双方において重要な問題であることには変わりがない。

　このような観点から、食の安全・安心には微生物の問題が極めて重要であり、食料の生産、加工、流通の現場では食品微生物の知識は従来とは比較にならないほど必要性を増しているといえるが、この方面の知識の普及や人材の育成は相変わらず乏しいように思われる。

　そこでこのたび、上述のような問題意識から食中毒・腐敗微生物に焦点を合わせた参考書として、『月刊HACCP』の連載記事（2003〜2009年）をもとに本書をまとめた次第である。読者対象は食品製造関連の従事者および食品

系の大学・短大・専門学校などの学生（とくに管理栄養士や食品衛生監視員を目指している学生）を想定して執筆した。管理栄養士国家試験や食品衛生監視員採用試験などの問題を題材にして演習問題形式をとっているので、ひとまず設問にトライされた後に解説をお読みいただきたい。解説はポイントを整理し、また最新の情報を取り入れ、できるだけわかりやすく書いたつもりである。今のところ食品微生物関係の類書は見あたらないので、食品衛生に関心のあるいずれの読者にも大いに役立つものと考えている。また著者は日ごろ、食品微生物についての分布や数、増殖・死滅特性、生理・生態などをまとめたデータ集のようなものがあれば重宝されるのではないかと考えており、今回、そのようなデータをなるべく多く収録するようにしたので、簡便なデータ集としても活用いただきたい。

　昨今食品衛生をとりまく環境は大きく変化しており、また食品微生物についても今後新しい知見が急速に増していくことであろう。このような点については増補や改訂によって補っていきたいと考えている。読者のみなさまにはお気づきの点、ご教示、ご批判をいただければ幸いである。

　なお、著者はこれまでにも、食品微生物について分かりやすく解説した『微生物制御の基礎知識—食品衛生のための90のポイント』（中央法規出版、1997）、『食品微生物標準問題集』（幸書房、2002）、『加工食品と微生物—現場における食品衛生』（中央法規出版、2007）などを上梓しているので参考にしていただければ幸である。また食の安全・安心を考える上で微生物とともに危害化学物質（自然毒と有害化学物質）も重要であるが、これについては『食品の危害化学物質—問題と解説—』（塩見一雄著、幸書房）が昨年出版されているので併せて参考にされたい。

　最後に、出版に当たり㈱幸書房の夏野雅博氏には多大なご援助を頂いた。また本書のもととなった演習問題の掲載では㈱鶏卵肉情報センターの各位にお世話になった。これらの方々に深謝申し上げる次第である。

2010年2月

藤井　建夫

目　　　次

1　微生物の基礎 ……………………………………………………………1

- Q 1-1　人と有害微生物 ……………………………………………2
- Q 1-2　O157 に対する乳酸菌の影響 ……………………………4
- Q 1-3　微生物の自然発生説と微生物学の発展 …………………6
- Q 1-4　微生物のはたらきと有害微生物の発見 …………………8
- Q 1-5　食品衛生の用語 ……………………………………………10
- Q 1-6　微生物の分類 ………………………………………………11
- Q 1-7　グラム陽性菌とグラム陰性菌 ……………………………12
- Q 1-8　コッホの条件 ………………………………………………14
- Q 1-9　核酸について ………………………………………………15
- Q 1-10　DNA の基礎知識 …………………………………………17
- Q 1-11　微生物に関係の深い英単語 ………………………………19
- Q 1-12　微生物の代謝経路 …………………………………………21
- Q 1-13　微生物のエネルギー生産 …………………………………24
- Q 1-14　乳酸菌の特徴 ………………………………………………25

2　生菌数・大腸菌（衛生指標菌） ……………………………………27

- Q 2-1　汚染指標細菌について ……………………………………28
- Q 2-2　生菌数測定法について ……………………………………30
- Q 2-3　選択培地の考え方 …………………………………………32
- Q 2-4　生菌数の算出（混和法） …………………………………33
- Q 2-5　大腸菌群数の算出（塗抹法） ……………………………34
- Q 2-6　生菌数の上限 ………………………………………………35

3　食品の腐敗……………………………………………………………37

　Q 3-1　食品の腐敗・変敗について ……………………………………38
　Q 3-2　食品と腐敗細菌の関係 …………………………………………39
　Q 3-3　食品の腐敗産物について ………………………………………40
　Q 3-4　牛乳の衛生管理について ………………………………………41
　Q 3-5　食品の保蔵方法 …………………………………………………43

4　微生物の増殖と増殖抑制……………………………………………45

　Q 4-1　微生物の増殖と環境 ……………………………………………46
　Q 4-2　食品中での微生物の増殖 ………………………………………47
　Q 4-3　食品微生物の増殖について ……………………………………49
　Q 4-4　食品の保存条件と微生物 ………………………………………51
　Q 4-5　微生物の増殖条件 ………………………………………………53
　Q 4-6　微生物生育の測定方法 …………………………………………55
　Q 4-7　微生物と食塩濃度 ………………………………………………56
　Q 4-8　微生物について …………………………………………………58

5　食品有害微生物の知識………………………………………………59

　Q 5-1　カンピロバクターについて ……………………………………60
　Q 5-2　食中毒に関与する細菌 …………………………………………62
　Q 5-3　カンピロバクターについて ……………………………………63
　Q 5-4　細菌性食中毒の原因食品と汚染源 ……………………………64
　Q 5-5　ブドウ球菌とウエルシュ菌について …………………………65
　Q 5-6　ノロウイルスと腸炎ビブリオについて ………………………67
　Q 5-7　自然界や食品の微生物フローラについて ……………………68
　Q 5-8　ボツリヌス菌とサルモネラについて …………………………69
　Q 5-9　サルモネラ食中毒について ……………………………………71

Q 5-10	黄色ブドウ球菌について	72
Q 5-11	ノロウイルス食中毒について	73
Q 5-12	食中毒微生物の特徴と汚染・感染経路	75
Q 5-13	食中毒起因菌における胞子形成の意義	77
Q 5-14	食中毒事件数・患者数の推移	78
Q 5-15	腸炎ビブリオについて	80
Q 5-16	アレルギー様食中毒について	81
Q 5-17	食中毒の病因物質	83
Q 5-18	ウイルスの構造と増殖の方法	85
Q 5-19	腸炎ビブリオによる食中毒	86
Q 5-20	食中毒の症状と原因微生物	87
Q 5-21	食中毒について	89
Q 5-22	食中毒の原因となる細菌	91
Q 5-23	ヒトに害を及ぼす微生物と食品に利用される微生物	92
Q 5-24	食中毒の月別発生件数	95
Q 5-25	各種食品と関係の深い食中毒微生物	97
Q 5-26	消化器系感染症	99
Q 5-27	食中毒微生物の分布・感染源・原因食品・特徴	100
Q 5-28	細菌性食中毒について	102
Q 5-29	ノロウイルスについて	103
Q 5-30	細菌、カビ、原虫の区別	105
Q 5-31	最近10年間の食中毒発生状況について	106
Q 5-32	腸炎ビブリオについて	108
Q 5-33	リステリアについて	110
Q 5-34	微生物性食中毒について	114
Q 5-35	カンピロバクターと腸炎ビブリオについて	115
Q 5-36	微生物が産生する有害物質について	117
Q 5-37	食中毒微生物の特徴	119
Q 5-38	微生物名の由来と用語の意味	120
Q 5-39	カンピロバクター食中毒について	122

Q 5-40	マスターテーブル法と食中毒の予防法	123
Q 5-41	食品衛生微生物と食中毒の特徴について	125
Q 5-42	食中毒微生物の分類	127
Q 5-43	食品微生物の学名	128
Q 5-44	アレルギー様食中毒について	130

6 食品有害微生物の抑制と殺菌 …133

Q 6-1	水分活性について	134
Q 6-2	食品の加熱殺菌について	135
Q 6-3	微生物に起因する食品の変質の防止法について	137
Q 6-4	魚肉の鮮度判定指標	138
Q 6-5	レトルト米飯の生菌数変化	139
Q 6-6	食品や容器包装の殺菌方法	140
Q 6-7	発酵食品と微生物について	142
Q 6-8	滅菌の定義と滅菌法	144
Q 6-9	食品の腐敗・変敗について	146
Q 6-10	水分活性と微生物の増殖	147
Q 6-11	微生物の滅菌方法	149
Q 6-12	食中毒予防の3原則の意味	150
Q 6-13	塩辛による食中毒の原因	151
Q 6-14	食中毒予防の3原則の具体例	153
Q 6-15	殺菌について	154

7 有害微生物の培養・観察と腐敗の判定 …155

Q 7-1	賞味期間設定法の問題点	156
Q 7-2	対物ミクロメーターと接眼ミクロメーターの使い方	157
Q 7-3	コロニーの形成について	158
Q 7-4	生菌数と培養条件について	159

Q 7-5	ミクロメーターによる微生物サイズの測定	160
Q 7-6	グラム染色に用いる試薬	161
Q 7-7	食品の腐敗判定法について	163
Q 7-8	微生物実験の特徴について	164
Q 7-9	グラム染色法の手順	165
Q 7-10	衛生指標微生物について	166
Q 7-11	海産魚の腐敗指標	168

8　HACCPシステム　171

Q 8-1	HACCPに基づく食品の衛生管理	172
Q 8-2	リスク分析の考え方	174
Q 8-3	調理工程管理へのHACCP導入について	176
Q 8-4	ISO 22000について	177

表・図 目次

■ 表　一　覧

表1. 微生物学の発展に関する年表（17〜19世紀）　7
表2. 主な病原体の発見者　9
表3. 汚染指標としての大腸菌群と腸球菌の比較　29
表4. 3本法による試料100m*l*当たりのMPN値　31
表5. 乳・乳製品の成分規格における微生物数の規準　42
表6. 主な食中毒細菌の増殖温度域　48
表7. 主な食中毒細菌の増殖可能な水分活性の下限　52
表8. 主な食中毒細菌の増殖pH域　54
表9. 最適食塩濃度による微生物の群別　57
表10. 主な食中毒細菌の増殖可能な最高食塩濃度　57

表 11. 食品取扱者の黄色ブドウ球菌保有率　64

表 12. セレウス菌、ウエルシュ菌、黄色ブドウ球菌による食中毒の特徴　66

表 13. 病因物質別食中毒発生状況　74

表 14. 主な食中毒細菌の増殖下限条件　76

表 15. 主な食中毒細菌（胞子）の耐熱性　77

表 16. 主な大規模・広域食中毒事件　79

表 17. アレルギー様食中毒の症状と発現率　82

表 18. 水産物の主なヒスタミン生成菌とその増殖特性　82

表 19. 主な食中毒細菌の熱死滅条件　84

表 20. わが国の行政上の食中毒微生物　91

表 21. 主な食中毒微生物の分布、感染源、原因食品、特徴など　101

表 22. リステリアによる食中毒の主な集団発生例　112

表 23. 主な食中毒細菌の発症菌量　113

表 24. 主な食中毒細菌の形態的特徴による群別　116

表 25. 主なマイコトキシンと産生カビ、障害性、汚染食品　118

表 26. 真菌の熱死滅条件　118

表 27. わが国で指定されている食中毒の原因微生物　129

表 28. 食品、添加物等および乳・乳製品の加熱殺菌条件　136

表 29. 代表的な滅菌法の要点　145

表 30. 湿熱と乾熱における耐熱性の比較　145

表 31. 伝統的塩辛と低塩分塩辛の比較　151

表 32. 生菌数に及ぼす培養温度の影響　159

表 33. 一般的衛生管理プログラムの主な内容　176

■ 図　一　覧

図 1. グラム陽性菌とグラム陰性菌の表層構造　13

図 2. ヌクレオチドの構造　16

図 3. DNA の構造　16

図 4. 炭水化物の分解と電子伝達系　23

図 5. ヒスチジンからのヒスタミンの生成　38

目　　次　　xi

図 6. 食品の微生物相とその由来　　39
図 7. 増殖温度域による微生物の群別　　48
図 8. 酸素要求性による微生物の群別　　50
図 9. 食品の水分活性と微生物の増殖水分活性域　　52
図 10. 微生物の増殖 pH と食品の pH　　54
図 11. サルモネラ食中毒の発生件数と血清型の変化　　70
図 12. わが国におけるブドウ球菌食中毒の原因食品　　88
図 13. ブドウ球菌毒素（エンテロトキシン C）の熱抵抗性　　90
図 14. 食中毒事件数の年次推移　　96
図 15. 高齢者施設でのヒトからヒトへの感染　　104
図 16. 感染経路別ノロウイルス感染集団発生の月別推移　　104
図 17. 腸炎ビブリオ食中毒の発生しやすい季節　　109
図 18. 腸炎ビブリオ食中毒の起こり方　　109
図 19. 原因施設別ヒスタミン食中毒発生件数と患者数の推移　　131
図 20. 各種の微生物の殺菌に必要な紫外線線量　　141
図 21. ふなずしの米飯漬け中の pH、生菌数の変化　　143
図 22. ブドウ球菌と大腸菌のグラム染色の状態　　162
図 23. 大腸菌と大腸菌群の関係　　167
図 24. タラの氷蔵中の K 値とトリメチルアミン量の変化　　168
図 25. マアジの冷蔵中の生菌数と揮発性塩基窒素量の変化　　169
図 26. マサバの 5℃貯蔵中のヒスタミン量の変化　　170
図 27. 食品行政におけるリスク分析の考え方　　175
図 28. ISO 22000 による食品安全ハザード管理　　178

1 微生物の基礎

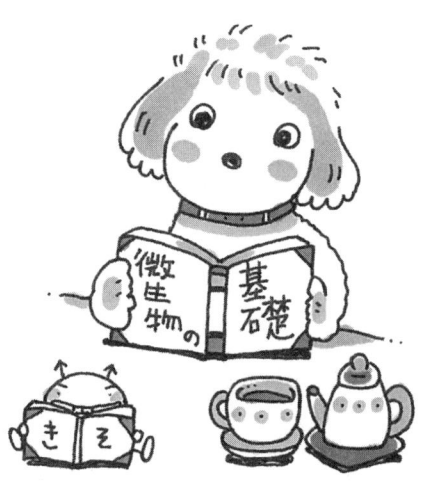

> **Q 1-1**　人間はさまざまな生物と深いかかわりをもって生活している。そうした生物の中には、くらしや健康をおびやかすものも多い。例えば、病気をひき起こす生物としてウイルスや細菌類などの病原微生物が知られている。また、カ、ハエなどの衛生害虫が、病原微生物を媒介する例も知られている。
>
> 問1　病気をひき起こす細菌類に関する記述として最も適当なものを、次の①〜④のうちから1つ選べ。
> ① 赤痢は中世のヨーロッパで大流行し、黒死病と呼ばれた。
> ② ボツリヌス菌は、酸素がないところで増殖する。
> ③ 腸炎ビブリオ菌は、海水中では死滅する。
> ④ 化膿した傷口のある手指で食品を調理すると、サルモネラ菌に汚染されやすい。
>
> 問2　ウイルスに関する記述として最も適当なものを、次の①〜④のうちから1つ選べ。
> ① とても小さいため電子顕微鏡でも観察できない。
> ② 他の生物の細胞の中でしか増殖できない。
> ③ 抗生物質のペニシリンによって増殖が阻害される。
> ④ ウイルスが原因で起こる病気はワクチンでは予防できない。
>
> 問3　ウイルスが原因で起こる病気の組合せとして適当なものを、次の①〜④のうちから1つ選べ。
> ① コレラ　　結核　　エイズ
> ② 日本脳炎　結核　　インフルエンザ
> ③ 破傷風　　はしか　インフルエンザ
> ④ はしか　　日本脳炎　エイズ

正解　問1　②　　問2　②　　問3　④

解説　平成17年度センター入試生物IA（必答問題）の一部である。

問1　① 黒死病はペストのことで、ペスト菌 *Yersinia pestis* によって起こる。

赤痢は *Shigella flexneri*、*S. sonnei* などの赤痢菌によって起こる。

② ボツリヌス菌は嫌気性で胞子を作るため、耐熱性があり、包装食品では注意が必要である。

③ 腸炎ビブリオは海水中に生息し、特に夏季には鮮魚やすしなどで食中毒が起きやすい。

④ 化膿した傷口のある手指から汚染しやすいのは黄色ブドウ球菌である。サルモネラは卵や鶏肉などを汚染しやすい。

問2 ウイルスの大きさは20～300nm（1nmは1μmの1/1,000）で、DNAまたはRNAがタンパク質の膜に包まれた構造をしている。ウイルス自体は固有の代謝系や核酸複製機構を持たず、宿主細胞内に侵入（感染）して、その代謝系や機構を利用して増殖する。ペニシリンは細菌の細胞壁合成を阻害して抗菌性を発揮するもので、ウイルスには効かない。ワクチンはインフルエンザ対策のために接種されることからもわかるように、ウイルスに効く。

問3 コレラ、結核、破傷風はそれぞれ *Vibrio cholerae*、*Mycobacterium tuberculosis*、*Clostridium tetani* の細菌によって起こる。ウイルスが原因のものは、はしか、日本脳炎、エイズである。

Q 1-2 食中毒の原因となる腸管出血性大腸菌 O157 に対する乳酸菌の働きを調べるために次の実験を行った。

実験 試験管内に培養液 1m*l* 当たり 10^7 個となるように O157 を入れて、37℃で 14 時間培養した。その間 O157 の生菌数（**図 1**）、培養液の pH（**図 2**）および培養液中の乳酸濃度（**図 3**）を、2 時間ごとに測定した。図中の黒丸（●）は O157 だけで培養した場合で、白丸（○）は培養開始時に培養液 1m*l* 当たり 10^9 個となるように乳酸菌を加えて O157 を培養した場合である。

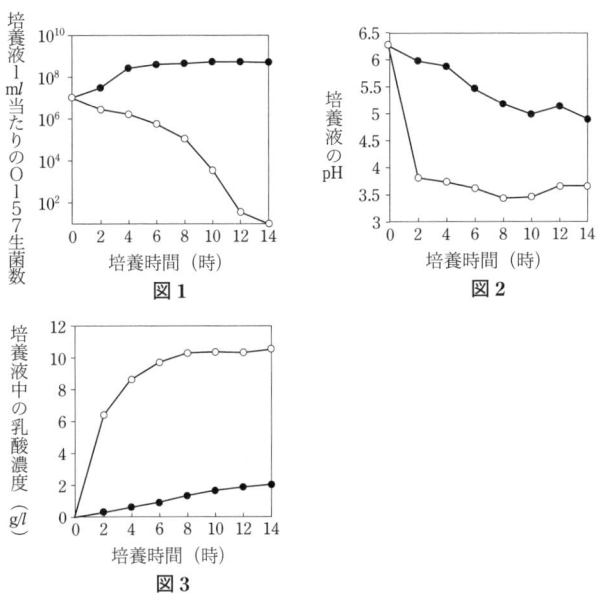

図 1 図 2 図 3

問1 実験の結果の記述として最も適当なものを、次の①〜④のうちから 1 つ選べ。

① O157 単独で培養すると、培養液の乳酸濃度が上昇し、培養液の pH も上昇した。

② O157 に乳酸菌を添加して培養すると、培養液の乳酸濃度が上昇し、培養液の pH も上昇した。

③ O157 に乳酸菌を添加して培養すると、培養液の乳酸濃度は上昇し

ないが、培養液の pH が低下した。
④ O157 に乳酸菌を添加して培養すると、培養液の乳酸濃度が上昇し、培養液の pH は低下した。

問2　O157 は乳酸菌とともに培養すると死滅することを示す結果を得た。このことから O157 が死滅したのは、乳酸菌が生産した乳酸の濃度と培養液の pH の変化がともに関係しているという仮説をたてた。この仮説を検証するための追加実験を行って、仮説を支持する結果を得た。次の結果 a)〜d) の組合せとして最も適当なものを、下記の①〜⑥のうちから1つ選べ。

a) 乳酸を 10g/l 含む pH 6.2 の培養液で O157 を培養したときには、O157 が死滅した。
b) 乳酸を 10g/l 含む pH 3.5 の培養液で O157 を培養したときには、O157 が死滅した。
c) 乳酸を 2g/l 含む pH 6.2 の培養液で O157 を培養したときには、O157 が死滅した。
d) 乳酸を 2g/l 含む pH 3.5 の培養液で O157 を培養したときには、O157 が死滅しなかった。

①aとb　②aとc　③aとd　④bとc　⑤bとd　⑥cとd

正解　問1　④　　問2　⑤

解説　平成17年度センター入試生物 IA の問題の一部である。この設問のあとにはバイオリアクターや発酵食品、発酵生産物についての問いが続いており、Q 1-1 とあわせると、平成17年度のセンター入試の生物 IA では微生物に関する問題に約30点（100点満点中）が配点されていることになる。

　乳酸菌や乳酸の微生物抑制効果は、日本酒の酛造りや味噌、醤油、漬物、馴れずし（ふなずし、いずし、ほか）などの発酵食品で古くから活用されている。

Q 1-3 腐敗したものからハエがわくというような観察を通して、生物は土・水・空気などの無生物から親がなくとも自然に生まれるという A が、長年にわたり信じられてきた。18世紀に入ると、 B が広く用いられるようになったため、細菌のような微生物を対象とした論争が活発になった。(1)ニーダムはフラスコの中に肉汁を入れてわずかの時間煮沸し、コルクで密栓をして、数日後に肉汁の中に微生物がわくことを示し、 A が正しいものと主張した。しかし、(2)スパランツアーニは肉汁を50〜60分間くらい煮沸し、その直後にフラスコの口のガラスを溶解して密封した。この実験によって肉汁は濁らず、微生物が発生しないと述べて A を否定しようとした。以上の論争に決着をつけたのが C であった。

問1　 A 〜 C に適当な語句を記入せよ。
問2　下線部(1)の実験で、誤った結果が生じたのは煮沸時間が短かったこと、あるいはコルクで密栓したことが原因と考えられる。コルク栓が原因であったとすれば、どのような問題があったと思われるか。20字以内で説明せよ。
問3　下線部(2)で煮沸時間を長くしたことによってどのような長所が生まれたか、30字以内で述べよ。
問4　下線部(2)ではガラスを溶かして密封を行ったが、この操作で、コルク栓と比べて生じた利点は何か。また、この操作でも解決できない欠点は何か。それぞれを30字以内で説明せよ。

解答例　問1　A：自然発生説　B：顕微鏡　C：パスツール
問2　栓の隙間から空中の微生物が侵入した。
問3　肉汁の中にいた微生物が加熱によって完全に死滅した。
問4　利点：空気中の微生物がフラスコに侵入するのが完全に阻止される。
　　　欠点：加熱でフラスコ内の空気が変質したかもしれないという疑問が残る。

解説 平成14年帯広畜産大学の生物IBの問題（一部）である。問4の欠点の解答例は「フラスコの内部の空気が追い出されたままの状態になっている」でもよい。

パスツールは下図のようなフラスコ（白鳥の首型フラスコ）を用いて、微生物の自然発生説をめぐる論争に決着をつけた。

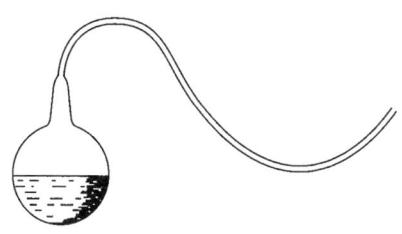

表1. 微生物学の発展に関する年表（17～19世紀）

1675年	Leeuwenhoek が顕微鏡を発明し、微生物を観察した。
1776年	Spallanzani が浸出液の密封加熱実験で微生物の自然発生説を否定。
1796年	Jenner、種痘法を確立。
1826年	Schwann ら、アルコール発酵は微生物によることを明らかにする。
1837年	Schwann が発酵・腐敗の微生物要因説を唱える。
1850年	Davaine が炭疽病の家畜血液内に炭疽菌を観察。
1858年	Pasteur、乳酸発酵が細菌によることを発見。
1864年	Pasteur が白鳥の首型フラスコで微生物の自然発生説を否定。
1864年	Lister が消毒外科手術の開発。
1866年	Pasteur が低温滅菌法を開発。
1876年	Tyndall、暗箱の実験で空気中に細菌の存在を確認。
1876年	Koch が炭疽菌を純粋分離する。
1877年	Tyndall、間欠滅菌法を開発。
1879年	Neisser が淋菌を発見。
1882年	Eberth・Gaffky がチフス患者よりチフス菌を分離。
1882年	Koch がゼラチン平板培養法を開発。
1884年	Gram が細菌の差別染色法（グラム染色法）を開発。
1888年	Beijerinck が根粒菌を純粋分離。集積培養を考案。
1889年	北里柴三郎が破傷風から嫌気性病原菌を分離。
1890年	Winogradsky が独立栄養硝化細菌を分離。
1892年	Iwanowski がタバコモザイク症からウイルスを分離。
1897年	Buchner、無細胞系でアルコール発酵が起こることを発見。

Q 1-4 人類は紀元前から微生物のはたらきを経験的に学び、生活の中に利用したり、対策を立てたりしてきた。例えば、ブドウ果汁を放置すると香りの高い飲み物などに変わることを知り、どの民族も身近な食品材料と風土にあった_ア 様々な発酵食品を作り上げてきた_。反面、_イ 食物の腐敗を防止する_など、長期保存のための工夫をこらしてきた。このような事項が自然界に存在する微生物によってもたらされることは、パスツールがブドウ酒の腐敗現象を研究して証明し、さらに_ウ 家畜や人間の伝染病も微生物によって引き起こされる_ことを、コッホがつきとめた。(以下略)

問1 下線部アに関する説明として最も適当なものを、次の①〜④のうちから1つ選べ。

① 麦芽はアルコール発酵作用があり、ビール製造には欠かせない。
② ヨーグルト、漬け物などの食べ物の酸味は、酵母菌のつくる乳酸による。
③ 醤油や清酒の醸造には、カビ、酵母菌、細菌が関与している。
④ 酵母菌はデンプンを分解してグルコース(ブドウ糖)をつくり、グルコースからアルコールと二酸化炭素をつくる。

問2 下線部イに関する説明として適当なものを、次の①〜⑥のうちから2つ選べ。

① 砂糖漬けや塩漬けは、砂糖や塩の殺菌作用を利用している。
② 食品を常温で保存するには、食品を密封容器ごと加熱殺菌して開封しなければよい。
③ 野菜、果物、魚肉類などの乾燥品は、水分と塩分濃度を減少させることによって微生物の生育を防ぐことができる。
④ いったん発酵させた食物は、常温でも腐敗しない。
⑤ 真空パック食品の袋が膨らんでいるときは、殺菌処理が不十分なため、中で好気性菌が繁殖している。
⑥ 酢酸には、細菌の生育を抑える効果がある。

1 微生物の基礎

問3 下線部ウの例となる病原体とその発見者の組合せとして最も適当なものを、次の①～④のうちから1つ選べ。

病原体	発見者	病原体	発見者
① 赤痢菌	パスツール	③ 連鎖球菌	フレミング
② ペスト菌	北里柴三郎	④ マラリア原虫	ジェンナー

正解 問1 ③　問2 ②と⑥　問3 ②

解説 2005年度センター試験問題（一部省略）である。

問1の麦芽はデンプンの糖化を行い、酵母がアルコール発酵を行う。一般に酵母はデンプンを糖化しない。ヨーグルトや漬物の酸味は主に乳酸菌が作る乳酸による。

問2の①の砂糖漬けや塩漬けは、砂糖や塩により水分活性を低下させることで保存性を高めたものである。③の乾製品では水分は減少するが、塩分は逆に濃縮される。④発酵食品の中には酸によるpH低下などでヨーグルトのように腐りにくいものもあるが、納豆のような製品は常温では腐りやすい。

問3はペスト菌が北里柴三郎と知っていれば簡単だが、連鎖球菌（Billroth、1874（明治7）年。パスツールも1879（明治12）年に見つけている）やマラリア原虫（Laveran、1880（明治13）年）の発見者が誰かということになると難しい。主な病原体の発見者は次の**表2**の通りである。

表2. 主な病原体の発見者

病原体	発見者	年
チフス菌	EberthとGaffky	1882
コレラ菌	Koch	1883
ジフテリア菌	KlebsとLöffler	1883-4
結核菌	Koch	1884
肺炎菌	Fraenkel	1886
破傷風菌	北里	1889
ペスト菌	北里、Yersin	1894
赤痢菌	志賀	1898

> **Q 1-5** 次の語句について説明せよ。
> (1) レジオネラ症
> (2) PCR 法
> (3) リスクコミュニケーション

解答例 (1) レジオネラは好気性グラム陰性桿菌、在郷軍人病（重症肺炎）の原因菌に対して設けられた新属である。通常の検査培地には増殖せず、L-システインなどのアミノ酸要求性があり、人工培地では pH6.8 付近でしか増殖しない。土壌中に生息し、空調用冷却塔水などで増殖し、ここから飛散したエアゾールによって感染すると考えられている。わが国では近年、入浴施設での集団感染が相次いで起きている。

(2) 遺伝子の特定部分を、プライマーと DNA ポリメラーゼを用いて、短時間に増幅（大量合成）する方法である。これを応用して食中毒菌などの迅速検出が広く行われるようになった。たとえば、ボツリヌス菌だけが持っている毒素遺伝子を PCR で増幅し、検出することで、ボツリヌス菌の存在が確認できる。

(3) これまで HACCP における危害分析では危害の定性的な分析が行われてきた。これに対し、リスクを定量的な観点から体系的に評価し、ハザードコントロールを効果的に行おうとする考え方がリスクアナリシス（Risk analysis）である。リスクコミュニケーションは、リスクアセスメント（リスクを科学的に評価、推定する作業）、リスク管理（リスクアセスメントの結果を受け、リスク対策やその目標値を設定すること）とともにリスクアナリシスの構成要素で、消費者や関係者との情報交換をいう。

解説 平成 15 年東京都食品衛生監視員採用試験の出題である。試験区分が「衛生監視」であるので、レジオネラは食中毒菌ではないが出題されている。

> **Q 1-6** 次の微生物名のうち、(1)桿菌、(2)グラム陽性細菌、(3)食中毒原因菌を選び、それぞれ記号で答えよ。
> あ) *Vibrio parahaemolyticus*　い) *Pseudomonas fluorescens*　う) *Clostridium perfringens*　え) *Clostridium botulinum*　お) *Salmonella* Enteritidis　か) *Salmonella* Typhimurium　き) *Staphylococcus aureus*　く) *Bacillus subtilis*　け) *Bacillus cereus*　こ) *Saccharomyces cerevisiae*　さ) *Lactococcus lactis*

正解　(1) あ、い、う、え、お、か、く、け
(2) う、え、き、く、け、さ
(3) あ、う、え、お、か、き、け

解説　*Vibrio parahaemolyticus* は腸炎ビブリオ（グラム陰性桿菌）、*Pseudomonas fluorescens* は腐敗細菌（グラム陰性桿菌）、*Clostridium perfringens* はウエルシュ菌（グラム陽性桿菌）、*Clostridium botulinum* はボツリヌス菌（グラム陽性桿菌）、*Salmonella* Enteritidis および *Salmonella* Typhimurium はサルモネラ属菌（グラム陰性桿菌。Enteritidis および Typhimurium は立体で書き血清型を示す）、*Staphylococcus aureus* は黄色ブドウ球菌（グラム陽性球菌）、*Bacillus subtilis* は納豆菌（グラム陽性桿菌）、*Bacillus cereus* はセレウス菌（グラム陽性桿菌）、*Saccharomyces cerevisiae* は酒などの発酵に用いられる酵母、*Lactococcus lactis* はヨーグルトなどの発酵に用いられる乳酸菌（グラム陽性球菌）。

ついでに微生物の学名の読み方に触れておきたい。学名はラテン語が基本であるが、これに英語読みが混乱してややこしくなっている。迷うときは日本のローマ字読み（ラテン語読みとほとんど同じ。ただしcはk、vはu、jはyと読む）をすればよい。本来 *Bacillus cereus* はバキルス・ケレウス、*Vibrio* はウィブリオ、*Saccharomyces cerevisiae* はサッカロミケス・ケレウィシアィ、*Lactococcus lactis* はラクトコックスであった。（このように読む人はほとんどいないが。）

> **Q 1-7**　グラム陽性菌について述べた次の文章のうち正しいものはどれか。また、誤っている場合には正しく直せ。
> ① グラム陽性菌の細胞壁はグラム陰性菌のものに比べて厚い。
> ② *Bacillus* と *Lactobacillus* はともにグラム陽性で、鞭毛を持ち、胞子を作る。
> ③ 黄色ブドウ球菌とボツリヌス菌はともにグラム陽性で、耐熱性の毒素を作る。
> ④ 乳酸菌はすべてグラム陽性である。
> ⑤ グラム陽性菌は細胞膜のほかに外膜を持っている。
> ⑥ グラム陽性菌では、外膜から外に向かってリポ多糖(ポリサッカライド)の細長い枝が密集して伸びている。

正解　正しいものは①、④、⑥。

② は「*Bacillus* と *Lactobacillus* はともにグラム陽性で、前者は鞭毛を持ち、胞子を作る」または「*Bacillus* と *Clostridium* はともにグラム陽性で、鞭毛を持ち、胞子を作る」に直す。

③ 黄色ブドウ球菌とボツリヌス菌はともにグラム陽性で、前者は耐熱性の毒素を作る。

⑤ グラム陰性菌は細胞膜のほかに外膜を持っている。

解説　① 細胞壁はペプチドグリカンでできた硬い構造で、細胞に硬さを与え、また浸透圧による溶菌から保護する役割もある。グラム陽性菌では厚い(図1参照)。抗生物質のペニシリンや卵白、涙に含まれるリゾチームは細菌細胞壁(ペプチドグリカン)に作用する。

② 食品と関係深いグラム陽性菌には、胞子形成桿菌として *Bacillus* と *Clostridium*、胞子を形成しない桿菌として *Lactobacillus*、*Listeria* など、球菌(すべて胞子を作らない)として *Staphylococcus*、*Micrococcus*、*Streptococcus*、*Lactococcus*、*Leuconostoc*、*Pediococcus* などがある。またグラム陰性菌には *Pseudomonas*、*Vibrio*、*Salmonella*、*Escherichia*、*Campylobacter* などがある。

③ ブドウ球菌のエンテロトキシンは耐熱性があり、121℃でのD値は5～10分程度である。120℃、20分程度の加熱でも完全に破壊されない。したがって、いったん生成された毒素は通常の調理加熱では失活しないので、毒素を生成させないこと（低温管理など）が重要である。これに対し、ボツリヌス菌の毒素は易熱性で、80℃、20分または100℃、1～2分程度の加熱で失活する（A型菌の場合。E型菌はさらに弱い）。

④ 乳酸菌はグルコースを50％以上乳酸に変える菌群で、すべてグラム陽性で胞子非形成、カタラーゼ陰性である。

⑤ 外膜はグラム陰性菌が持っており、細胞膜と似た脂質の二重層でできている（**図1**参照）。細胞膜や外膜には選択的透過性があり、外部からの有害物質の侵入に対してバリアーとなっている。

⑥ リポ多糖はグラム陰性菌が持つ。内毒素とも呼ばれ、動物の体内に入ると発熱を起こし、また、抗原としてもはたらく。大腸菌O157：H7の「O157」とは、この部分の抗原型別である。

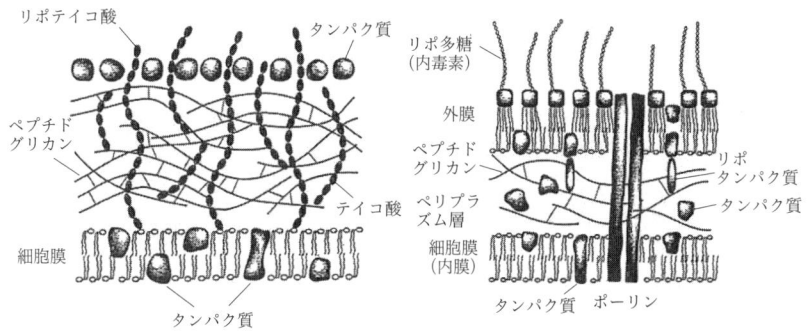

図1. グラム陽性菌（左）とグラム陰性菌（右）の表層構造（清水）

Q 1-8 コッホの条件をすべて述べよ。

正解 病気の原因がある種の細菌であることを証明するには、次の4つの条件を満たす必要がある。
(1) ある特定の病気に例外なくある微生物が存在する。
(2) 病気にかかった動物からその微生物が純粋分離される。
(3) その微生物の純粋培養を健康な動物に接種すると、特定の病気が発症する。
(4) その動物からふたたび同じ微生物が分離される。

解説 平成19年度東京都衛生監視員採用試験問題である。
　この条件はヘンルが提唱し、コッホがこれを実験的に最初に適用したもので、コッホ-ヘンルの法則（または条件）とも呼ばれる。
　コッホは炭疽菌や結核菌、コレラ菌を発見したほか、ゼラチンを用いた平板培地やペトリ皿の考案、画線法や混釈法による細菌の純粋分離法、病原菌の培養に適した肉エキス培地の開発など、今日われわれが用いている微生物実験手法の多くを生み出している。

1 微生物の基礎　　15

> **Q 1-9**　次の文は核酸に関する記述であるが、文中の空所ア〜クに該当する語を解答欄に記入せよ。
>
> 　核酸は、塩基、五炭糖、リン酸からなる　ア　が、リン酸ジエステル結合で多数重合しているもので、五炭糖の違いによって2種類あり、　イ　を含む RNA と　ウ　を含む DNA に分類される。さらに塩基には、プリン塩基とピリミジン塩基の2種類があり、主要なプリン塩基としては　エ　、　オ　、ピリミジン塩基としては　カ　、RNA のみを構成する　キ　および主に DNA を構成する　ク　がある。

正解　ア：ヌクレオチド　イ：リボース　ウ：デオキシリボース　エ：アデニン　オ：グアニン　カ：シトシン　キ：ウラシル　ク：チミン

解説　平成20年度東京都衛生監視員採用試験の問題である。

　核酸は塩基、五炭糖（リボースまたはデオキシリボース）、リン酸からなる化合物（ヌクレオチド）が連なってできたものである（図2）。塩基にはアデニン（A）、グアニン（G）、シトシン（C）、チミン（T）、ウラシル（U）があり、DNA（デオキシリボ核酸）の塩基はA、G、C、Tの4種、RNAの塩基はA、G、C、Uの4種からなる。DNAではAとT、GとCがそれぞれ2本と3本の水素結合で結ばれ、全体として二重らせん構造となる（図3）。

　核酸にはDNA、RNAのほか、ATP（エネルギー物質、アデノシン三リン酸）やADP、cAMP（サイクリックAMP、シグナルの仲介役）などがある。

　最近は食品衛生の分野でも、食中毒原因微生物の検出や分類・同定などに遺伝子手法が広く用いられるようになっているので、分子生物学的な知識も必要となってきた。

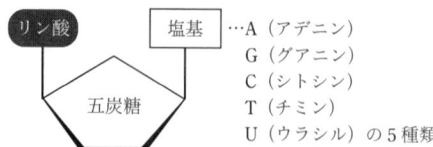

図2. ヌクレオチドの構造

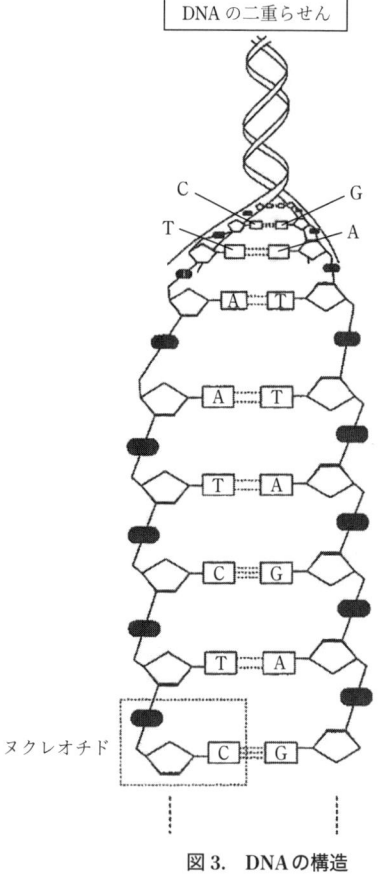

図3. DNAの構造

1 微生物の基礎

Q 1-10 文中の（ア）〜（コ）に最も適当な用語を記せ。

私たちのからだを構成する水を除く四大構成成分には、（ア）、脂質、核酸、タンパク質がある。タンパク質が生体内でできるのは、細胞がその情報を持っていることによる。この情報は主に細胞の核に存在する（イ）に含まれており、これによって遺伝情報である遺伝子が作られている。この遺伝子の情報からタンパク質ができるためには（ウ）と（エ）という2つの過程が必要である。（ウ）は（イ）が伝令 RNA になる過程であり、（エ）は伝令 RNA がタンパク質になる過程である。ワトソンとクリックは 1953 年に（イ）の二重らせん構造を発見してノーベル賞を受賞した。二重らせん構造は塩基同士が水素結合することで形成される。細胞分裂の際に（イ）が倍加することを複製と呼んでいる。この複製という過程に必要な酵素が（オ）である。（ウ）という過程を触媒する酵素に（カ）がある。遺伝子の遺伝情報は、3個の塩基配列によって1つのアミノ酸をコードすることに基づいており、この3個の塩基配列によって作られる遺伝情報をコドンと呼んでいる。例えば、開始コドンは（キ）という配列である。細胞質で（エ）が作られるためには伝令 RNA 以外に（ク）と（ケ）が必要である。（ク）は RNA とタンパク質からなる細胞小器官である。一方、（ケ）は短い RNA で、アミノ酸と結合し、伝令 RNA のコドンと対合できる（コ）を有する。

正解 （ア）炭水化物　（イ）DNA　（ウ）転写　（エ）翻訳
（オ）DNA 合成酵素（DNA ポリメラーゼ）
（カ）RNA 合成酵素（RNA ポリメラーゼ）　（キ）AUG　（ク）リボソーム
（ケ）運搬 RNA（転移 RNA）　（コ）アンチコドン

解説 平成 18 年徳島大学の入試問題（生物）の一部である。大学入試で DNA に関する問題は頻出されており、たとえば翌年は明治大学、慶応大学、日本女子大学、甲南大学、徳島大学、岡山大学、大阪大学、東北大学、東京大学、東京農工大学、三重大学、京都府立医科大学などで出題されてい

る。DNA の構造・機能のほか、遺伝子暗号の解読や PCR 法、遺伝子の突然変異などに関するものなどもみられる。

以下に慶応大学（看護医療）の問題の一部をあげておく。

問 空欄 A ～ F に適当な語句や数値を入れよ。

ゲノムとは、ある生物の有する遺伝情報の全体、すなわち遺伝子の総和である。真核生物の染色体は、DNA が A と呼ばれるタンパク質に巻き付いて B という構造をとる。この B はさらに折りたたまれてクロマチン構造をとる。染色体とは、ある種の色素でよく染色されることからその名が付いた。ゲノム計画は、染色体に含まれる全 DNA 配列を解読しようというものであり、ほ乳類ではヒトやマウスのすべての配列が決定されている。ヒトの体細胞（$2n$）に含まれる DNA の塩基の総数は約 C 億塩基対であり、つなぎ合わせると全長は約 2 m にもなる。一方、大腸菌などの原核生物の総塩基数は、ヒトなどの真核生物と比較して少ない。

真核生物において、DNAは核中に存在し、 D という酵素の働きでRNA が作られる。転写された伝令 RNA は E を通って細胞質へと送られて、 F で翻訳されてタンパク質が合成される。この際、4 種類ある塩基 3 つの並び方により、アミノ酸が決まることになる。塩基 3 つの並び方をトリプレットと呼び、それぞれがどのアミノ酸をコードするかは、1960 年代を中心に多くの研究者によって解明された。遺伝暗号表では、各トリプレットはコドンと呼ばれる。当初、すべての生物で使用するコドンは同じであると考えられていたが、その後コドンに別のアミノ酸を対応させている例外的な生物の存在が明らかになった。

なお、正解は、A：ヒストン　B：ヌクレオソーム　C：30　D：RNAポリメラーゼ　E：核膜孔（核孔）　F：リボソーム

1 微生物の基礎

> **Q 1-11** 微生物に関係の深い次の単語の意味を書きなさい。
> (1) medium
> (2) halophilic bacteria
> (3) lactic acid bacteria
> (4) prokaryote
> (5) logarithmic phase

正解 (1)培地 (2)好塩性細菌 (3)乳酸菌 (4)真核生物 (5)対数増殖期

解説 比較的重要と思われる微生物関係の英単語をあげておく。

aerobic bacteria 好気性細菌(aerobe ともいう、嫌気性細菌 はanaerobic bacteria)
agar 寒天、寒天培地
antibiotics 抗生物質
aseptic 無菌の
autoclave 加圧蒸気滅菌器、高圧蒸気滅菌する
bacteria 細菌(単数は bacterium)
broth 液体培地、肉エキス培地(bouillon ブイヨンともいう)
cell membrane 細胞膜(細胞壁は cell wall、表層構造は cell envelope)
classification 分類(同定は identification)
coccus 球菌(複数は cocci、桿菌は rod)
colony コロニー
cultivate 培養する(名詞は cultivation、culture)
cytoplasm 細胞質
eukaryote 真核生物(原核生物は prokaryote)
fermentation 発酵(動詞は ferment)
flagella 鞭毛(単数は flagellum)
fungi 真菌(単数は fungus)

genome　ゲノム（染色体の全遺伝情報）
germination　胞子の発芽（酵母の出芽は budding）
Gram-negative　グラム陰性（陽性は positive）
growth　増殖、発育、生育
halophilic bacteria　好塩細菌（halophile ともいう）
harvest　集菌する
incubation　培養（動詞は incubate）
indicator bacteria　汚染指標細菌
infection　感染
inoculation loop　白金耳（platinum loop ともいう。白金線は inoculating needle）
inoculation　接種（動詞は inoculate）
logarithmic phase　対数増殖期（定常期は stationary phase、誘導期は lag phase）
medium　培地（複数は media）
microorganism　微生物（microbe ともいう）
microscope　顕微鏡
mold　カビ、糸状菌
nucleus（核、複数は nuclei）
psychrophilic bacteria　低温細菌（psychrophile ともいう。中温性は mesophilic、高温性は thermophilic）
pure culture　純粋培養
slant　斜面培地
spore　胞子（芽胞ともいう）
sterilization　滅菌（動詞は sterilize）
strain　菌株、系統
streaking　画線（動詞は streak）
viable count　生菌数
virus　ウイルス
yeast　酵母

Q 1-12 次の文章を読んで、問1〜3に答えよ。

大腸菌は酸素が存在する環境ではさかんに増殖し、また酸素がない環境でも増殖できる。大部分の大腸菌は乳糖を分解利用することができるので、炭素源が乳糖のみの培地で増殖する。乳糖は大腸菌が産生するβ-ガラクトシダーゼにより、グルコースとガラクトースに分解され、さらにガラクトースは別の酵素の働きによりグルコースに変えられる。大腸菌は乳糖分解により生じたグルコースを利用して、酸素が存在する場合でも、好気呼吸と嫌気呼吸の両方を行っている。ただし、培地に乳糖が大量に存在すれば、好気呼吸より嫌気呼吸の方が多く行われる。

大腸菌の好気呼吸は動物細胞での反応過程と同様である。好気呼吸の反応過程をみると、グルコースの分解で生じた（ア）は最終的に酸素に渡される。すなわちグルコース1分子を好気的に分解した場合、最終的に（イ）個の（ア）が生じ、（ウ）分子の酸素（O_2）を必要とする。

大腸菌における乳糖の利用過程を簡単に表すと図のようになる。

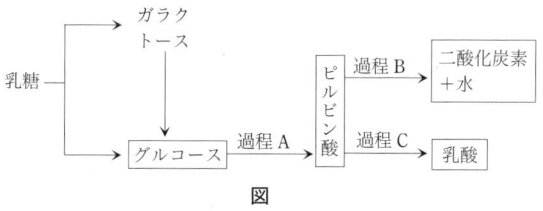

図

問1 文中の（ア）〜（ウ）に適切な語句または数字を記入せよ。

問2 過程A（グルコース→ピルビン酸）、過程B（ピルビン酸→二酸化炭素＋水）、過程C（グルコース→乳酸）の名称を書け。ただし、過程Bは2つの反応過程に分けて書け。

問3 乳糖を大量に加えた中性の肉汁寒天培地に、pH指示薬としてブロモチモールブルー（BTB）を添加することにより、乳糖を分解できる大腸菌と、乳糖を分解できない赤痢菌などを区別することができる。この寒天培地上で、大腸菌と赤痢菌を酸素が存在する環境で一晩培養したところ、大腸菌のコロニーの周囲は黄色に

なったが、赤痢菌コロニーの周囲の色は変化しなかった。大腸菌コロニーの周囲の色が変化した理由を書け。ただし、BTB は pH が 6.0 以下で黄色、7.0 付近で緑色、8.0 以上で青色を示す。

正解 問1　(ア)水素　(イ)24　(ウ)6
問2　過程 A：解糖系（または EMP 経路）
過程 B：クエン酸回路（または TCA 回路、クレブス回路）と電子伝達系
過程 C：乳酸発酵
問3　大腸菌が乳糖を分解し、主に嫌気呼吸を行って、培地中に酸性の乳酸を蓄積したため、pH が下がり、コロニーの周囲が黄色に変化した。

解説　平成 15 年山口大学の入試問題（生物 IB）の一部である。
　グルコースからの ATP 生成過程として、嫌気的分解によるグルコースからピルビン酸までの経路と、ピルビン酸から先の好気的代謝過程が示されている。前者は解糖系または EMP 経路と呼ばれ、後者はクエン酸回路（TCA 回路、クレブス回路ともいう）と電子伝達系（呼吸鎖）からなる。
　図 4 は解糖系の代謝系経路を簡略にして、クエン酸回路と電子伝達系の部分を詳しく示してあるが、この図で、グルコースは六炭糖、ピルビン酸は三炭糖であるので、ピルビン酸から先はすべて分子数が 2 倍となる。
　解糖系とクエン酸回路で生成した水素は電子伝達系に入り、最終的に酸素に渡される。
　1 分子のグルコースから生成される ATP は解糖系で 2 分子、クエン酸回路で 2 分子、電子伝達系で 34 分子であるので、最終的に呼吸の収支式は $C_6H_{12}O_6 + 6H_2O + 6O_2 + 38ADP + 38Pi = 6CO_2 + 12H_2O + 38ATP$ となる。

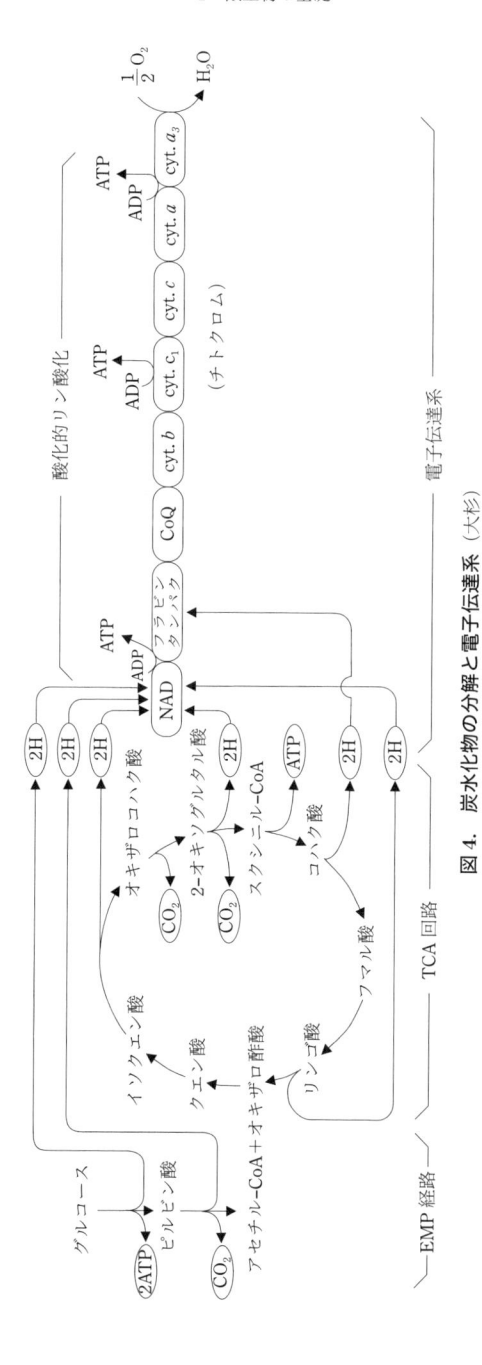

図 4. 炭水化物の分解と電子伝達系（大杉）

Q 1-13　次の文章を読んで、下の問いに答えよ。

あらゆる生物は、有機物を細胞内で分解して、生きるためのエネルギーである ATP を作り出している。一般に、生物が炭水化物などの有機物を分解してエネルギーを取り出すことを呼吸というが、酵母菌は、環境の変化に伴って 2 種類の呼吸を使い分けることが知られている。（ア）を利用する方法を好気呼吸、利用しない方法を（イ）呼吸とよぶ。(1) いずれの場合も、（ウ）内にある酵素の作用によってブドウ糖がピルビン酸に分解され、その際に、ATP と共に（エ）が生成される。好気呼吸では、(2) ピルビン酸は（オ）内において様々な有機物に変化しながら、二酸化炭素と（エ）に分解され、その際に、水が消費され ATP が合成される。(3) このようにして生成された（エ）は、最終的に（ア）と結合して水となり、その際、最も効率的なエネルギーの獲得が起こる。

このような、好気呼吸の過程をまとめると、

　　ブドウ糖　＋（ア）　→　二酸化炭素　＋　水　＋　エネルギー

と表すことができる。

問 1　（ア）〜（オ）に適当な言葉を入れて文章を完成させよ。

問 2　下線部 (1)〜(3) の反応過程はそれぞれ何とよばれているか。

正解　問 1　（ア）酸素　（イ）嫌気　（ウ）細胞質　（エ）水素　（オ）ミトコンドリア

問 2　(1) 解糖系（または EMP 経路）　(2) クエン酸回路（または TCA 回路）　(3) 水素伝達系（または電子伝達系）

解説　2002 年の東京学芸大学（教育学部）の生物 1B・II（前期）の問題（一部）である。微生物の基礎知識という意味で出題した。

Q 1-14 乳酸菌の特徴として正しいものを選べ。

(1) グラム陽性菌と陰性菌の両方がある。
(2) 桿菌と球菌の両方がある。
(3) 運動性はあるものとないものがある。
(4) 好気性菌である。
(5) カタラーゼ陰性である。
(6) グルコースを50%以上乳酸に変換する。
(7) 胞子を形成しない。
(8) 従属栄養である。
(9) 健康なヒトの腸内には存在しない。

正解 (2) (5) (6) (7) (8)

解説 乳酸菌の主な特徴を列記すると次の通りである。
① グラム染色陽性
② 桿菌または球菌
③ カタラーゼ陰性
④ 通性嫌気性（酸素要求性なし）
⑤ 運動性なし
⑥ 胞子形成せず
⑦ グルコースを50%以上乳酸に変換
⑧ 従属栄養

乳酸菌はヨーグルトや味噌、醤油、清酒（生酛）、なれずし、チーズなどの発酵食品の製造に用いられているが、一方、清酒など酒類の腐敗を起こしたり、かまぼこや肉製品などのネトの原因となる。

2 生菌数・大腸菌

(衛生指標菌)

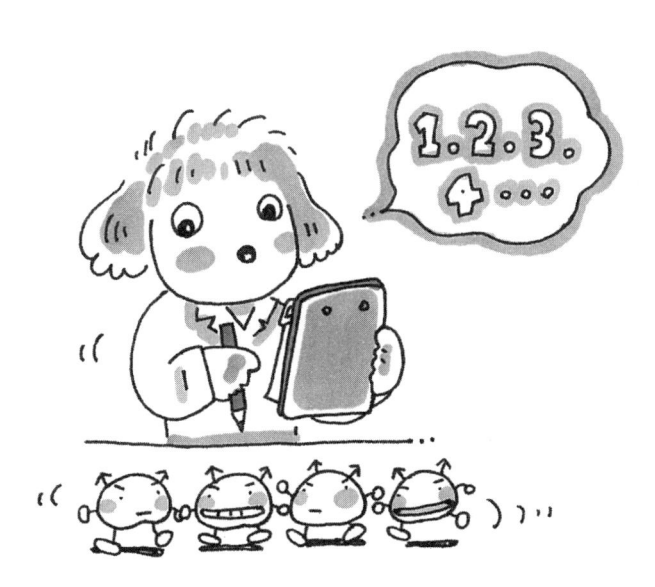

> **Q 2-1** 食品の汚染指標細菌（衛生指標細菌ともいう）について述べた次の文章(1)～(6)のうち正しいものはどれか。
> (1) 大腸菌群が汚染指標細菌に用いられるのは、大腸菌にO157など病原菌となるものが多いからである。
> (2) 大腸菌はヒトの腸内では最も菌数の多い細菌群である。
> (3) 冷凍食品では腸球菌が腐敗原因菌となりやすいので、汚染指標細菌として用いられる。
> (4) 大腸菌群は凍結により死にやすいので、冷凍食品の汚染指標細菌としては不適当である。
> (5) 大腸菌群は加熱食品では汚染指標にはならない。
> (6) 大腸菌は44℃以上では増殖できないので、44.5℃での増殖テストが行われることがある。

正解 (4)

解説 汚染指標細菌はもともと井戸水などを介して発生する腸チフスや赤痢などの伝染病（現在は感染症という）対策のために考えられたものである。これらの病原菌は、ふつうはヒトや動物の腸内（糞便）にいるので、水が糞便で汚染されていれば、病原菌汚染の疑いがあるということになるが、水中の微量の糞便汚染を肉眼や化学検査で証明することは難しいので、糞便と密接に関係のある菌種として大腸菌（*E. coli*）を調べることでその汚染状況を知るというのが汚染指標細菌の考え方である。（現在はこのような病原菌対策としてよりも、食品原料や製品が食品として不適当な取り扱いを受けなかったかどうかを知るための衛生指標としての意味合いが大きい。）

しかし、大腸菌の検査は手間がかかるため、日常的にはもう少し簡易に調べることのできる大腸菌群が汚染指標細菌として用いられることが多い。大腸菌群（coliforms）とは、一定の試験法により、48時間以内に乳糖を分解して酸とガスを産生する好気性・通性嫌気性のグラム陰性無胞子桿菌の総称である。現行の大腸菌群検査では多くの腸内細菌科細菌（*Escherichia coli*、

Citrobacter freundii、*Klebsiella pneumoniae*、*Enterobacter cloacae* など)のほか、ヒトの糞便とは無関係の菌群が検出されることもあるので、本菌群が検出されても必ずしも糞便汚染を意味しないが、疑わしきは避けるべきとの考えから、これらが検出されれば、原料の段階や製品の製造・流通の段階で不潔な取り扱いを受けた可能性があるとみなされている。しかし、一律に大腸菌群の有無をもって食品としての適正を判断する考え方には無理があることも理解しておくべきである。

大腸菌群のうち *E. coli* だけを特定するには煩雑な試験(IMViC 試験、44.5℃での増殖試験)が必要であるので、EC テストといって、44.5℃での増殖と乳糖発酵・ガス産生能だけを調べて推定する方法がある。これにより、44.5℃で増殖し、乳糖を分解してガスを産生する菌群を糞便系大腸菌群(faecal coliforms)という。

なお、大腸菌は凍結によって死にやすいので、冷凍食品の汚染指標菌としては腸球菌が用いられる(表3参照)。

表3. 汚染指標としての大腸菌群と腸球菌の比較 (Jay、1992)

特 性	大腸菌群	腸球菌
形態	桿菌	球菌
グラム染色性	陰性	陽性
腸管内における菌量	$10^7 \sim 10^9$/g 糞便	$10^5 \sim 10^8$/g 糞便
各種動物の糞便中における存在	動物によっては存在せず	大部分に存在
腸管に対する特異性	一般的に特異性あり	一般的に特異性は少ない
腸管以外における存在	一般的に低い菌量	一般的に高い菌量
分離同定の難易度	比較的容易	比較的困難
悪い環境条件に対する抵抗力	比較的小さい	比較的大きい
凍結に対する抵抗力	比較的小さい	比較的大きい
冷凍食品中における生残性	一般的に低い	高い
乾燥食品中における生残性	低い	高い
生鮮野菜中における存在	低い	一般的に高い
生鮮食肉中における存在	一般的に低い	一般的に低い
塩漬肉中における存在	低いか存在せず	一般的に高い
食品媒介腸管系病原菌との関係	一般的に高い	比較的低い
非腸管系食品媒介病原菌との関係	低い	低い

Q 2-2 生菌数測定について述べた次の文章中の (1) ～ (5) に当てはまる適当な言葉をそれぞれ下記の語群より選べ。

　食品中の細菌数を計数するには (1) 培地を用いる方法と液体培地を用いる方法がある。前者は、まず試料の一定量 (例えば 25g) を採取し、その 9 倍量の希釈水 (一般的には生理食塩水) とともに (2) で食品中から菌を抽出して試料原液を調製する。次にその 10 倍希釈液列を調製し、その 1ml ずつをシャーレに入れる。これにあらかじめ溶解し、45℃に保温しておいた (1) 培地約 15～20ml ずつを加え、試料希釈液とよく混和する。(1) が固まった後、このシャーレを裏返しにして培養し、生じた (3) を計測し、希釈倍率から元の菌数を算出する。このような方法を混和法 (または混釈法) という。また、あらかじめ固めておいた (1) 平板に試料希釈液 0.1ml を置き、これを (4) で平板上に拡げて培養する方法 (塗沫法) もよく用いられる。

　液体培地を用いる方法は (5) 法といい、5 本もしくは 3 本の培養試験管にそれぞれ段階希釈試料を接種し、増殖してくる試験管本数から確率的に菌数を推定するもので、海水中の大腸菌群の測定などに用いられている。

語群　(1) 粉末、天然、合成、寒天、肉エキス
　　　　(2) ストマッカー、薬さじ、ピペット、コンラジ棒、白金耳
　　　　(3) コロニー数、阻止円数、ハロー数、濁度
　　　　(4) 薬さじ、ピペット、コンラジ棒、白金耳、寒天培地
　　　　(5) VBN、MPN、OD、希釈、最適

正解　(1) 寒天　(2) ストマッカー　(3) コロニー数　(4) コンラジ棒　(5) MPN

解説　寒天平板法には混釈法と塗沫法がある。問題文の方法は混釈法である。(2) はホモゲナイザー、(4) はスプレッダー、(5) は最確数でも可。

2 生菌数・大腸菌（衛生指標菌）

　MPN法とはMost Probable Number（最確数）の略で、あらかじめ確率論的に計算されたMPN表から試料中の菌数を推定する方法である。例えば、試料液から10m*l*、1m*l*、0.1m*l*ずつをそれぞれ3本の培地の入った試験管に接種し、培養後に増殖の認められた試験管の本数が順に3、2、0であったとすると、下記のMPN表の3、2、0の行から、生菌数は100m*l*当たり93と求められる。

表4．3本法による試料100m*l*当たりのMPN値

陽性管数			MPN	95%信頼限界		陽性管数			MPN	95%信頼限界	
10m*l*	1m*l*	0.1m*l*	100m*l*	下限	上限	10m*l*	1m*l*	0.1m*l*	100m*l*	下限	上限
0	0	0	<3	0	9.4	2	2	0	21	5	40
0	0	1	3	0.1	9.5	2	2	1	28	9	94
0	1	0	3	0.1	10	2	2	2	35	9	94
0	1	1	6.1	1.2	17	2	3	0	29	9	94
0	2	0	6.2	1.2	17	2	3	1	36	9	94
0	3	0	9.4	3.5	35	3	0	0	23	5	94
1	0	0	3.6	0.2	17	3	0	1	38	9	100
1	0	1	7.2	1.2	17	3	0	2	64	16	180
1	0	2	11	4	35	3	1	0	43	9	180
1	1	0	7.4	1.3	20	3	1	1	75	17	200
1	1	1	11	4	35	3	1	2	120	30	360
1	2	0	11	4	35	3	1	3	160	30	380
1	2	1	15	5	38	3	2	0	93	18	360
1	3	0	16	5	38	3	2	1	150	30	380
2	0	0	9.2	2	35	3	2	2	210	30	400
2	0	1	14	4	35	3	2	3	290	90	990
2	0	2	20	5	38	3	3	0	240	40	990
2	1	0	15	4	38	3	3	1	460	90	2,000
2	1	1	20	5	38	3	3	2	1,100	200	4,000
2	1	2	27	9	94	3	3	3	>1,100		

Q 2-3 食品や水中の大腸菌群の検査に用いられる BGLB 培地の組成は表の通りである。これを加温溶解し、ダーラム管を入れた中試験管に 10m*l* ずつ分注し、高圧蒸気滅菌後、急冷して用いる。この培地で大腸菌群がなぜ検出できるのか、その原理について説明せよ。

BGLB 培地の組成（精製水 1*l* 当たり）

牛胆汁末	20.0g
乳糖	10.0g
ペプトン	10.0g
ブリリアントグリーン	13.3mg
pH	7.2

解答例 大腸菌群は乳糖を分解して酸とガスを産生する好気性、嫌気性のグラム陰性、無胞子桿菌の総称である。まず本培地に添加されている牛胆汁末とブリリアントグリーンがグラム陽性菌の増殖を抑えるので、本培地で増殖可能なのはほぼグラム陰性菌に限られる。そのうち大腸菌は乳糖からガス発生するが、それを試験管に入れたダルハム管（小試験管を逆さまにしたもの）により判定することができる。

解説 大腸菌群の検査には BGLB 培地のほか、LB（乳糖ブイヨン）培地、EC 培地、デソキシコレート培地、EMB 培地、X-GAL 寒天培地、XM-G 寒天培地などが用いられる。EC 培地の胆汁酸塩、デソキシコレート培地のデソキシコール酸ナトリウムも BGLB 培地の牛胆汁末と同様の選択剤として用いられている。また腸炎ビブリオ用の TCBS 培地には牛胆汁末とコール酸ナトリウムが、サルモネラ用の DHL 培地にはデソキシコール酸ナトリウムが、ハーナテトラチオン酸塩培地にはデソキシコール酸ナトリウムとブリリアントグリーンがグラム陽性菌を抑制するための選択剤として加えられている。

2 生菌数・大腸菌（衛生指標菌）

Q 2-4 鶏肉の生菌数を**図**に示したような希釈段階について、寒天培地混和法を用いて測定した。培養後、各希釈段階ごと2枚ずつの寒天平板に出現したコロニー数は**表**に示した通りであった。この結果から鶏肉1g当たりの生菌数を算出せよ。

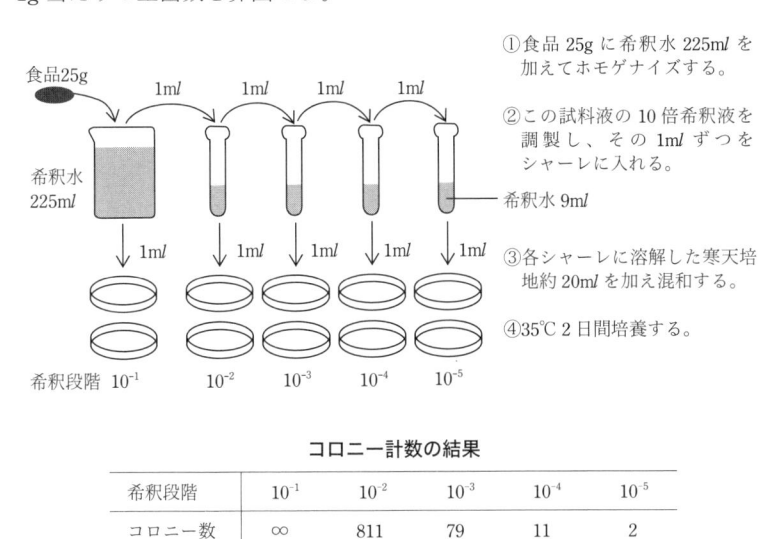

① 食品 25g に希釈水 225ml を加えてホモゲナイズする。
② この試料液の 10 倍希釈液を調製し、その 1ml ずつをシャーレに入れる。
③ 各シャーレに溶解した寒天培地約 20ml を加え混和する。
④ 35℃ 2日間培養する。

希釈段階 10^{-1} 10^{-2} 10^{-3} 10^{-4} 10^{-5}

コロニー計数の結果

希釈段階	10^{-1}	10^{-2}	10^{-3}	10^{-4}	10^{-5}
コロニー数	∞	811	79	11	2
	∞	770	85	8	0

∞：計測不能（多数）

正解 8.2×10^4 cfu/g

解説 生菌数の算出には、ふつう 30〜300（または 25〜250）くらいのコロニーの出現した平板を用い、2枚の平均値を出し、これに希釈倍率をかける。生菌数の表示は上から3桁目を四捨五入して有効数字2桁とし、桁数が比較しやすいよう、10の乗数で 8.2×10^4 のように表す。また、単位はふつう/g または cfu/g のように表す。

Q 2-5

大腸菌で汚染された池から採取した水 1ml を、滅菌した水 9ml と混合し、希釈した。この希釈液 1ml を無菌的にとり、別に用意した滅菌した水 9ml と混合し、さらに希釈した。このような方法で希釈を 4 回行い、最後の希釈液 0.2ml を大腸菌用の寒天培地上に均一に塗り広げた後、培養した（図参照）。その結果、培地上に大腸菌のコロニーが 33 個出現した。コロニーとは 1 個の細菌が分裂を繰り返し、目に見える集落となったものである。

出現したコロニーの数から推定される、池の水 1ml 中の大腸菌数は何個か。

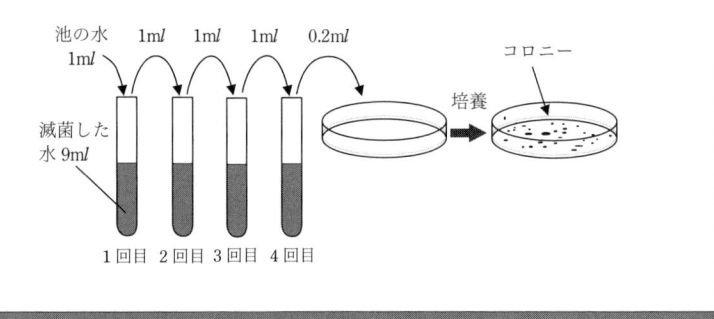

正解 1.7×10^6 個

解説 平成 15 年三重大学の入試問題（生物 IB、II）の一部である。

4 回目の希釈試料液 0.2ml 中の大腸菌数は 33 個であるので、この 1ml 中には 33 個×5＝165 個存在する。これに希釈倍率（10^4）を掛けると、165×10^4 となる。Q 2-4 で解説したように、3 桁目を四捨五入して 1.7×10^6 個が正解。生菌数の単位は cfu/ml でもよいが、問いに従って「個」とした。

先の Q 2-4 の方法は、溶けた寒天を希釈試料液に加えてよく混和する寒天培地混和法。今回の問題の方法は、あらかじめ作っておいた寒天平板に希釈試料液を塗る寒天培地塗抹法である。混和法ではふつう 1ml の希釈試料液を用いるが、塗抹法では水滴が残らないように試料液を塗り広げる必要があるので、ふつう 0.1 または 0.2ml の試料液が用いられる。

2 生菌数・大腸菌（衛生指標菌）

Q 2-6 次の図はかまぼこを 0℃、15℃、30℃に貯蔵した際の生菌数の変化を経時的に測定した結果である。この図には不適当なところがあるが、それはどこか。

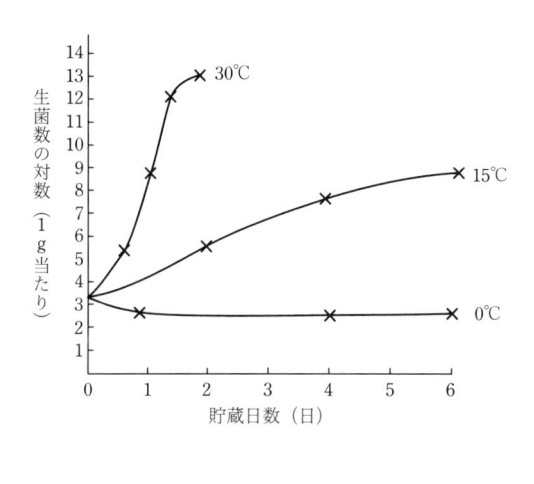

正解 縦軸の目盛り（生菌数の対数）が実際にはありえない 12 以上（g 当たり）まで表示されている点が不適当で、菌数も対数値で 13（10^{13}/g）にまで増えることはない。

解説 腐敗原因菌の大きさ（直径または長さ）は $1\,\mu m$ 程度と考えることができるので、その体積は $1\,\mu m^3$ またはそれ以上になる。したがって、1g（$1 cm^3$）の固体すべてが細菌としても 10^{12} を超えることはない。フラスコ培養では $10^{9.7}$/ml（M 濃度という）が菌数の上限と考えられているが、その理由については十分解明されていない。

3 食品の腐敗

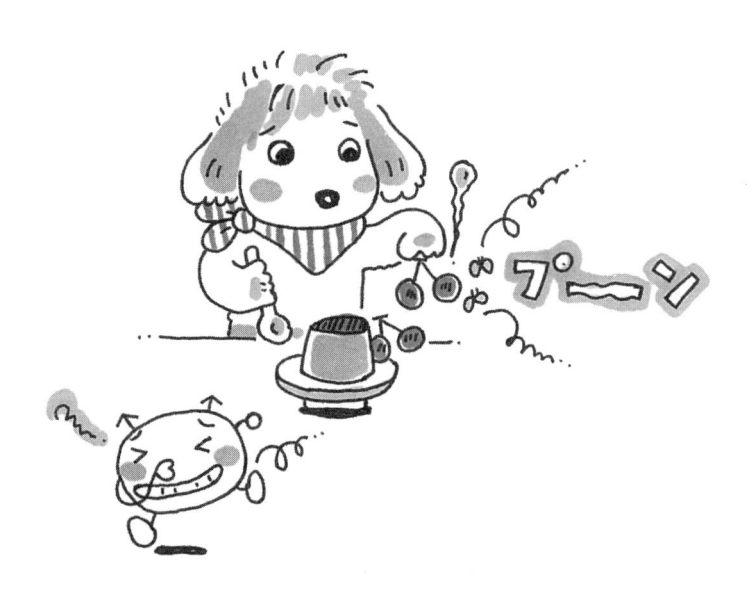

> **Q 3-1** 食品の腐敗・変敗に関する記述である。正しいのはどれか。
> (1) 細菌によってヒスチジンからヒスタミンが生成する反応は脱炭酸反応である。
> (2) 10℃を増殖至適温度とする微生物を中温菌という。
> (3) 水分活性は関係しない。
> (4) 偏性好気性菌は関係しない。
> (5) 揮発性塩基窒素の判定法は、ATP 分解を指標とする。

正解 (1)

解説 第 18 回（平成 16 年）管理栄養士国家試験問題である。
(1) ヒスチジンからヒスタミンが生成する反応は下記の**図 5** の通りである。
(2) 10℃を増殖至適温度とする微生物は低温菌である。中温菌は 30〜37℃付近を増殖至適温度とするものが多い。
(3) 水分活性、pH、温度、塩分濃度などは重要な因子である。
(4) 魚や肉の腐敗菌の *Pseudomonas* や米飯の腐敗菌である *Bacillus* などは偏性好気性菌である。
(5) ATP 分解を指標とするのは K 値で、魚などの生鮮度（活きのよさ）の指標となる。この ATP 分解は魚自身の酵素によって起こるもので、微生物は関係しない。微生物が関与する鮮度判定（初期腐敗の判定）に用いられるのが、揮発性塩基窒素量である。

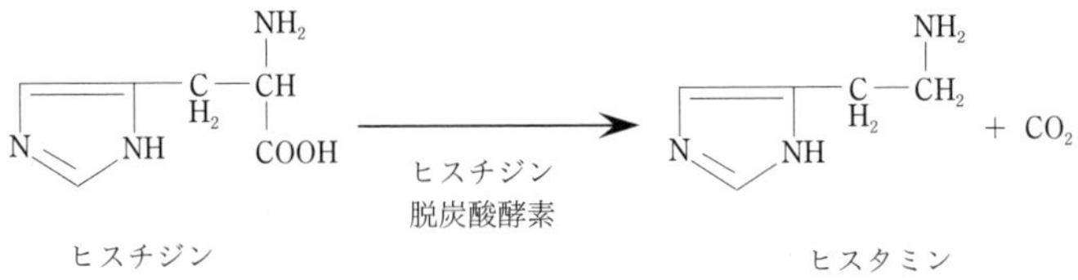

図 5. ヒスチジンからのヒスタミンの生成

3 食品の腐敗

Q 3-2 食品と主な腐敗細菌の組合せとして間違っているのはどれか。
① 生鮮魚肉＝*Pseudomonas*
② 生鮮食肉＝*Pseudomonas*
③ 米飯＝*Bacillus*
④ かまぼこ＝*Pseudomonas*
⑤ 干物＝*Micrococcus*

正解 ④

解説 生鮮魚や生鮮食肉の腐敗細菌はともに *Pseudomonas* が最も重要である。加熱工程のある食品（米飯、かまぼこ）では加熱により無胞子細菌（*Pseudomonas* など）は死滅するので、その後の汚染がなければ、腐敗は主に生き残った有胞子細菌による。好気条件では *Bacillus* が、嫌気条件では *Clostridium* が増殖しやすい。干物のように水分活性が低い食品では球菌やカビ、酵母が腐敗・変敗の原因となる。参考のため、食品の腐敗微生物とその起源についてまとめたものを図6に示す。

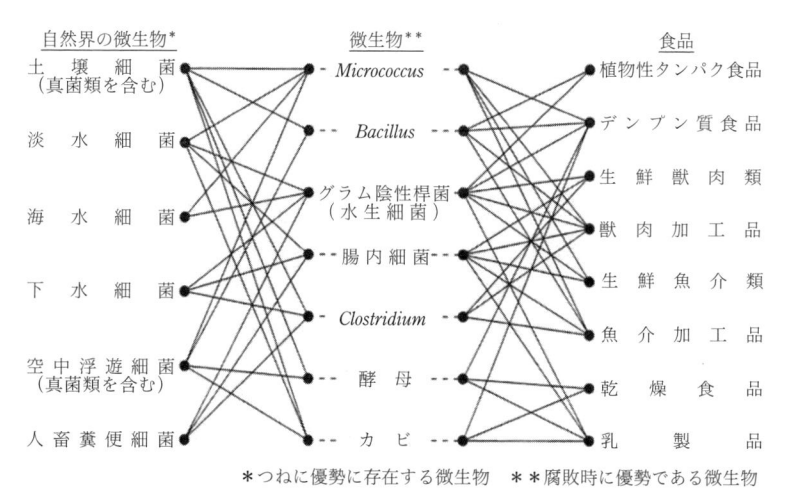

図 6. 食品の微生物相とその由来 (清水)

＊つねに優勢に存在する微生物　＊＊腐敗時に優勢である微生物

> **Q 3-3** 食品の腐敗産物に関する次の文章のうち誤っているものはどれか。
> (1) 揮発性塩基窒素は魚肉や食肉が腐敗すると増加する成分である。
> (2) 腐敗によって生成されるアンモニアは主にアミノ酸から生成される。
> (3) 魚の腐敗産物であるトリメチルアミンは脱炭酸反応によりアミノ酸から生成される。
> (4) 酪酸は食品が嫌気状態で腐敗したときの代表的な腐敗産物である。
> (5) ヒスタミンはヒスチジンが脱炭酸されて生成される物質で、食中毒の原因となることがある。

正解 (3)

解説 (1) 揮発性塩基窒素はVBN (volatile basic nitrogen) とも言い、食品の抽出液に強いアルカリを加えた際に揮発する窒素成分のことである。主にアンモニアであるが、海産の魚肉ではアンモニアのほかにトリメチルアミンやジメチルアミンも主な成分である。ふつうはコンウェイの微量拡散装置を用いて測定する。

(2) トリメチルアミン (trimethylamine；TMA) は海産魚に特有の腐敗成分で、トリメチルアミンオキシドが腐敗細菌により還元されて生成される。アミノ酸が脱炭酸反応を受けると、アミン（ヒスタミン、カダベリン、プトレッシンなど）と炭酸ガスが生成される。

(5) 遊離ヒスチジンは赤身魚に多く含まれる成分（700〜1,800mg/100g 程度）であり、これがある種の細菌によって脱炭酸されるとヒスタミンが生成され、アレルギー様食中毒の原因となる。白身魚には遊離ヒスチジンがほとんど含まれていないので、この食中毒は白身魚では起こらない。

3　食品の腐敗

> **Q 3-4**　牛乳の衛生管理に関する記述である。正しいのはどれか。
> (1)　牛乳にはサルモネラが生残している。
> (2)　牛乳は60℃を超えない温度で殺菌する。
> (3)　生乳は菌が増殖しないよう低温で輸送する。
> (4)　牛乳は殺菌後室温で半永久的に貯蔵できる。
> (5)　牛乳の規格基準では、生菌数は1m*l*当たり100万個以下となっている。

正解　(3)

解説　第18回（平成16年）管理栄養士国家試験問題の一部である。

牛乳は成分規格として、細菌数が1m*l*当たり5万以下（原料の生乳では400万以下）と決められているが、最近ではこれを超える例はほとんどない。牛乳の殺菌法については、乳等省令により、「62～65℃で30分間加熱殺菌するか、またはこれと同等以上の殺菌効果を有する方法で加熱殺菌すること」と定められている。具体的な殺菌方法は主に次の3つに大別される。

(1)　低温殺菌または低温保持殺菌（LTLT法）：62～65℃で加熱し、そのまま30分間保持する方法。

(2)　高温短時間殺菌（HTST法）：72～85℃で2～15秒加熱する方法で、密閉式のプレートヒーターが用いられる。欧米では一般的な方法。

(3)　超高温瞬間殺菌（UHT法）：120～150℃で0.5～4秒間殺菌する方法。日本の牛乳ではほとんどがこの方法によっている。

牛乳については第16回の試験にも類題が出ている。
Q：牛乳の微生物管理に関する記述である。正しいのはどれか。
　(1)　搾乳時には無菌である。
　(2)　殺菌には50℃で30分間行う。
　(3)　殺菌後には生菌は存在しない。
　(4)　LL牛乳を除き、流通過程では10℃以下に保存する。

(5) 牛乳の成分規格では、無菌でなくてはいけない。

A：(4)

なお、乳・乳製品の微生物数の規準は**表5**の通りである。

表5. 乳・乳製品の成分規格における微生物数の規準

	細菌数	大腸菌群	その他
生乳、生山羊乳	<4,000,000/ml		
牛乳、殺菌山羊乳、部分脱脂乳、脱脂乳、加工乳	<50,000/ml	⊖	
特別牛乳	<30,000/ml	⊖	
乳製品			
クリーム		⊖	
バター、バターオイル、プロセスチーズ、濃縮ホエイ	<10,000/ml または g	⊖	
アイスクリーム	<100,000/g	⊖	
アイスミルク、ラクトアイス	<50,000/g	⊖	
濃縮乳、脱脂濃縮乳	<100,000/g		
無糖れん乳、無糖脱脂れん乳	0/g		
全粉乳、脱脂粉乳、クリームパウダー、ホエイパウダー、バターミルクパウダー、加糖粉乳、調製粉乳	<50,000/g	⊖	
はっ酵乳、乳酸菌飲料（無脂乳固形分3.0%以上）		⊖	乳酸菌数または酵母数 >10,000,000/ml または g
乳飲料	<30,000/ml	⊖	
乳などを主要原料とする食品 乳酸菌飲料（無脂乳固形分3.0%未満）		⊖	乳酸菌数または酵母数 >10,000,000/ml または g
常温保存可能品			
牛乳、部分脱脂乳、脱脂乳、加工乳	0/ml（55℃、7日間保存後）		
乳飲料	0/ml（55℃、7日間保存後）		

⊖印は陰性であること　　　　　　　　　　　　　　（尾上、1996に追加）

3　食品の腐敗

> **Q 3-5**　次の食品の保蔵方法①、②について、その原理を説明せよ。
> ①　糖蔵
> ②　薫煙

解答例　①　糖蔵は砂糖の吸水力によって、食品中の水分活性を低下させることによって食品を保蔵する方法である。ジャムや羊羹などがこれに該当する。

②　木材が不完全燃焼した際に生じる煙中のフェノール類やアルデヒド類、ケトン類、アルコール類、酢酸、プロピオン酸などの防腐作用によって食品を保蔵する方法である。加熱による乾燥も同時に保存効果をもたらす。また、薫煙中の成分には防腐作用のほか油脂類の酸化防止効果もある。イカやサケの薫製などが該当する。

解説　平成19年度東京都衛生監視員採用試験問題である。
　食品保蔵（腐敗防止）の原理は大きく次の2つに整理できる。
(1)　食品に付着している微生物を殺菌し、それ以後、外部から微生物が付着しないようにする。食品を缶やレトルトパウチ、ケーシングに入れて密封し、加熱殺菌するもので、缶瓶詰めやレトルト食品、魚肉ソーセージなどがこれに該当する。殺菌後の外部からの微生物の汚染を防ぐために容器（包装）に密封する。
(2)　何らかの手段により食品中の微生物の増殖を抑制する。食品の貯蔵温度や塩分、水分、pHなどを微生物の増殖に不適当な条件にすることによって、食品に保存性を持たせるもので、冷蔵、凍結など低温による貯蔵や塩蔵品、干物、酢漬けなどがこれに該当する。

4 微生物の増殖と
増殖抑制

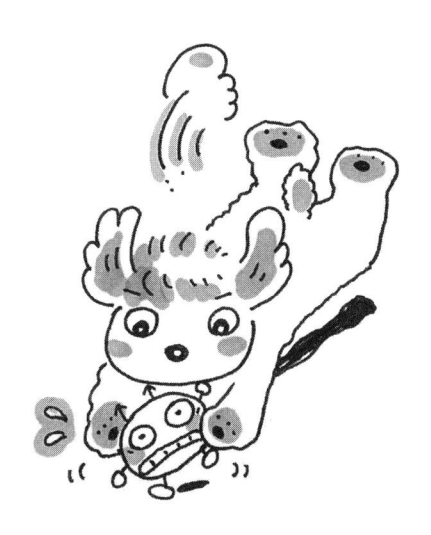

> **Q 4-1** 微生物の増殖と環境についての記述である。誤っているのはどれか。
> (1) 偏性嫌気性菌とは、酸素が存在しなければ増殖できないものをいう。
> (2) 細菌の大部分は、pH が中性付近の環境で増殖しやすい。
> (3) カビは細菌に比較して、水分活性の低いところでも増殖できる。
> (4) サルモネラ、黄色ブドウ球菌などの食中毒細菌は、5℃以下では増殖できない。
> (5) 海水に多く生息する好塩菌は、3〜5％の食塩濃度で最もよく増殖する。

正解 (1)

解説 第1回（昭和62年）管理栄養士国家試験問題である。

(1) 酸素が存在しなければ増殖できないもの（シュードモナス、セレウス菌など）は好気性菌という。偏性嫌気性菌とは、酸素が存在する環境では増殖できないもの（ボツリヌス菌、ウエルシュ菌など）をいう。酸素の存在下では菌体内に有害なスーパーオキシドを生成するが、これらの菌はそれを分解する酵素（スーパーオキシドディスムターゼ）をもたないので増殖できない。

(2) 「食品に関係深い細菌の大部分」の性質として正しい。

(3) 日常生活面でも餅やパン、干物などにみられるように、カビは水分活性の低い食品に生えやすい。

(4) 「など」が何を含むかが不明で解答に困る。サルモネラ、黄色ブドウ球菌は5℃以下では増殖しないが、食中毒菌の中にはリステリアやボツリヌスE型菌のように、5℃以下の低温でも増殖するものもいる。

(5) 海洋細菌の多くは微好塩菌に属する（Q 4-7 の表9参照）。

Q 4-2 食品中での細菌増殖に関する記述として、最も妥当なものはどれか。

(1) 栄養素：タンパク質や炭水化物は細菌の増殖に影響を及ぼさない。
(2) 温度：すべての細菌は37℃が増殖至適温度である。
(3) 水分：食品中の水には自由水と結合水があり、細菌は結合水を取り込んで増殖する。
(4) 酸化還元電位：細菌は増殖の際に空気中の酸素を必要とするか否かによって、偏性好気性菌、微好気性菌、通性嫌気性菌、偏性嫌気性菌の4つに大別される。
(5) 水素イオン濃度（pH）：ほとんどの細菌はアルカリ性（pH8〜10）を至適としている。

正解 (4)

解説 平成18年度厚生労働省検疫所食品衛生監視員採用試験（専門試験）問題の一部である。

(1) 細菌の増殖には窒素、炭素、エネルギー、ミネラル（微量元素）などが必要である。タンパク質は主に微生物の窒素源として、炭水化物は炭素源およびエネルギー源として用いられる。細菌の増殖はこれら栄養素の種類や濃度の影響を受ける。

(2) 大腸菌やサルモネラ、ブドウ球菌などは37℃付近が増殖至適温度であるが、冷蔵食品の腐敗細菌の中には37℃では増殖できず、増殖至適温度が20〜25℃以下のものも多い。増殖温度域による微生物の群別と、主な食中毒細菌の増殖温度域をそれぞれ**図7**と**表6**に示しておく。

(3) 細菌は自由水を利用して増殖する。食品や培地中の自由水の割合を示す指標が水分活性（Aw）である。

(4) 微生物の増殖は酸素の有無だけではなく、培地の電位（酸化・還元状態：酸化されやすい物質と還元されやすい物質の存在状態）によって決ま

るが、それを示す指標が酸化還元電位（oxidation reduction potential）である。好気性菌は酸化還元電位の高い状態（プラス値）を、一方、嫌気性菌は低い状態（マイナス値）を好む。

(5) 多くの細菌はpH7〜8付近を至適としている。カビや酵母は細菌に比べて低いpHで増殖しやすい。ただし細菌の中にも、*Alicyclobacillus*（果実缶詰・飲料の変敗菌）のように、pH3〜4付近を至適とするものも存在する。

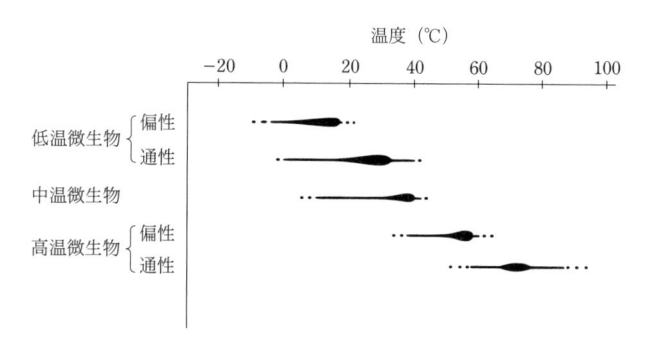

図 7. 増殖温度域による微生物の群別

表 6. 主な食中毒細菌の増殖温度域

細菌	増殖温度域（℃）		細菌	増殖温度域（℃）	
	A	B		A	B
腸炎ビブリオ	5〜44	5〜44	ボツリヌス菌		
黄色ブドウ球菌	6.5〜50	7〜50	タンパク分解菌	10〜48	10〜48
サルモネラ	5〜45.6	5.2〜46.2	タンパク非分解菌	3.3〜40	3.3〜45
カンピロバクター	32〜45	30〜45	セレウス菌	4〜50	4〜55
病原大腸菌	2.5〜45.6	7.0〜49.4	リステリア	−1.5〜44	−0.4〜45
ウエルシュ菌	15〜52.3	10〜42	赤痢菌	7〜46	6.1〜47.1

（A：厚生労働省資料、B：FDA 資料）

> **Q 4-3** 微生物の増殖に関連した次の記述のうち、アンダーラインの部分が正しい場合には○を、間違っている場合には×を付けなさい。×の場合はその理由を書きなさい。
> 1) 黄色ブドウ球菌は<u>好塩性細菌</u>であり、食塩濃度10％以上でも増殖できる。
> 2) 食中毒菌の中には<u>リステリア</u>のように冷蔵庫（5℃）でも増殖できるものがいる。
> 3) 枯草菌（納豆菌）は好気性菌、大腸菌は通性嫌気性菌、ボツリヌス菌は<u>微好気性菌</u>である。
> 4) 細菌の中には0℃で増殖できるが35℃では増殖できないものもいる。このような細菌は<u>中温細菌</u>といって冷蔵食品の腐敗原因となる。
> 5) カンピロバクターは、<u>空気のないところでも大気中でも</u>増殖できる。

正解 1)は×。黄色ブドウ球菌は耐塩性細菌。

2)は○。

3)は×。ボツリヌス菌は偏性嫌気性菌。

4)は×。このような細菌は低温細菌。

5)は×。空気がわずかにあるところで増殖する。

解説 1) 好塩性細菌とは増殖に食塩を必要とするもので、腸炎ビブリオや海洋細菌がその例である。黄色ブドウ球菌のように、高い塩分でも増殖できるものは耐塩性細菌という。

2) 食中毒菌の多くは5〜10℃以下では増殖できないが、リステリアとボツリヌスE型菌は低温でも増殖可能である。

3) 微生物は酸素要求性の点から下記の4つに分類される（**図8**参照）。

① 好気性菌：酸素があるときに増殖する（酸素が必要）

（シュードモナス、枯草菌、セレウス菌など）

② 通性嫌気性菌：酸素があってもなくても増殖する
（大腸菌、サルモネラなど）
③ 嫌気性菌：酸素がないときに増殖する（酸素は有害）
（ボツリヌス菌、ウエルシュ菌など）
④ 微好気性菌：酸素がわずかにあるときだけ増殖する
（カンピロバクターなど）（図には記されていない）

4）最適増殖温度が20～30℃以下で、0～10℃でも増殖できるものは低温細菌と呼ばれる。微生物は増殖温度特性によって、前項の図（p.48）に示したように、低温微生物、中温微生物、高温微生物に大別される。

5）カンピロバクターは酸素濃度3～15％で増殖できる（最適は約5％）。

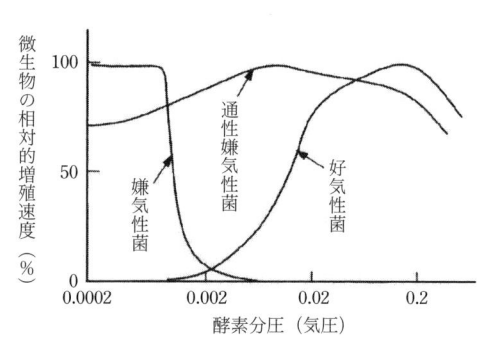

図8. 酸素要求性による微生物の群別（柳田）

Q 4-4 食品の保存に関する記述である。正しいものの組合せはどれか。
a) 水分活性が 0.6 以下でも細菌は増殖する。
b) カビは 0℃以下でも増殖する。
c) 無酸素状態でも増殖する細菌が存在する。
d) pH を 5.0 にすると細菌は死滅する。
  (1) a と b (2) a と c (3) a と d (4) b と c (5) c と d

正解 (4)

解説 第17回（平成15年）管理栄養士国家試験問題である。
(1) 各種微生物が増殖できるおおよその最低水分活性値は**図9**の通りで、0.6以下ではいずれの微生物も増殖できない。また、主な食中毒細菌の増殖できる水分活性の下限は、**表7**の通りである。これらのほか、食品に関係深い代表的な微生物の最低水分活性を以下にあげておく。

  Pseudomonas spp.（腐敗細菌）   0.97
  Bacillus subtilis（納豆菌）   0.95
  Aspergillus glaucus（鰹節カビ）   0.70
  Zygosaccharomyces rouxii（醤油酵母） 0.62

(2) 低温微生物に分類されるカビ、酵母、細菌には0℃で増殖できるものがいる。食中毒菌の中では、リステリア、エロモナス・ヒドロフィラ、エルシニア・エンテロコリチカが0℃でも増殖できる。

(3) 嫌気性細菌と呼ばれる菌群は無酸素状態で増殖できる。ボツリヌス菌が代表である。

(4) 乳酸菌は pH5 以下でも増殖できるものが多い。食中毒細菌のなかでも黄色ブドウ球菌、サルモネラ、病原大腸菌、リステリアなどは pH4.0～4.5付近まで増殖可能である。酸性飲料の変敗菌として注目されている好熱性好酸性菌の *Alicyclobacillus* は pH3.0～6.0 の間で増殖する（至適 pH3.5～4.0）。微生物の増殖 pH については、次の Q 4-5 を参照のこと。

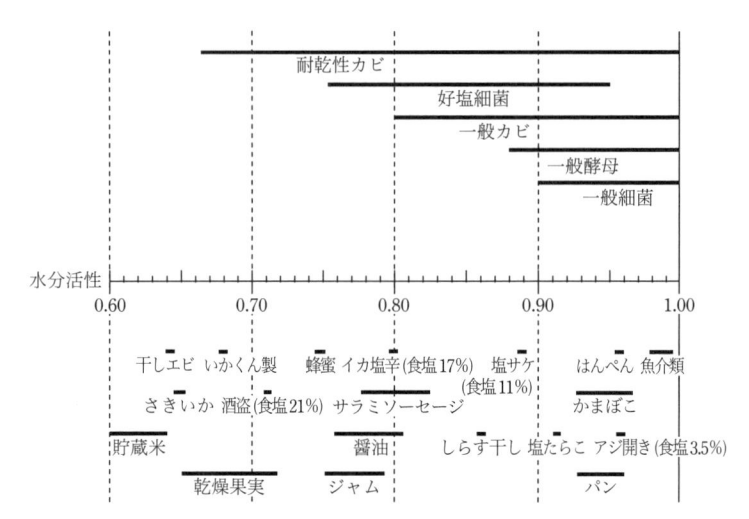

図 9. 食品の水分活性と微生物の増殖水分活性域

表 7. 主な食中毒細菌の増殖可能な水分活性の下限

細菌	増殖下限水分活性（℃）		細菌	増殖下限水分活性（℃）	
	A	B		A	B
腸炎ビブリオ	0.94	0.94	ボツリヌス菌		
黄色ブドウ球菌	0.86	0.83	タンパク分解菌	0.94	0.935
サルモネラ	0.94	0.94	タンパク非分解菌	0.97	0.97
カンピロバクター	0.98	0.987	セレウス菌	0.93〜0.95	0.92
病原大腸菌	0.95	0.95	リステリア	0.90	0.92
ウエルシュ菌	0.93〜0.95	0.93	赤痢菌	——	0.96

(A：厚生労働省資料、B：FDA 資料)

> **Q 4-5** 以下は微生物の増殖条件についての記述である。誤っているものを1つ選べ。
> (1) 食品で問題となる腐敗細菌や食中毒菌は、無機物だけでは増殖できない。
> (2) カビや酵母の中には水分活性（Aw）が 0.80 以下でも増殖できるものがある。
> (3) 大多数の病原細菌の最適増殖温度は 25〜40℃の範囲にある。
> (4) 細菌は通常 pH3.5〜9.5 の範囲で増殖するが、カビの中にはより酸性領域でも増殖できるものがある。
> (5) 芽胞形成細菌はすべて好気性であるから、食品を真空包装すれば増殖を阻止できる。

正解 (5)

解説 第8回（平成18年度）フードスペシャリスト資格認定試験の問題である。

(1) 腐敗細菌や食中毒菌は有機物を栄養として増殖する従属栄養細菌であり、無機物だけでは増殖できない。

(2) 耐乾性カビの中には Aw が 0.65 付近まで増殖できるものがある。また醤油の醸造に関与する耐塩酵母 *Zygosaccharomyces rouxii* の最低増殖 Aw は 0.79 付近（食塩約22％）である。

(3) 食中毒菌のうち、リステリア、ボツリヌス E 型菌は低温でも増殖するが、これらも基本的には中温域でよく増殖する。カンピロバクターは 30℃以下では増殖できない。

(4) カビは広い pH 範囲で増殖できるものが多く、例えば *Aspergillus niger* で 2.0〜8.0、*A. flavus* で 0.2〜9.0、*Penicillium citrinum* で 2.0〜8.0、*P. expansum* で 2.0〜10.0 である。一般には酸性域でよく増殖する。

(5) 芽胞（胞子）形成細菌のうち *Clostridium* は嫌気性であり、真空包装により増殖はかえって促進される。ボツリヌス菌はこの代表であり、死者

11名を出した辛子レンコン事件（1984・昭和59年）は真空包装（または脱酸素剤封入）された製品で起こった食中毒事件である。

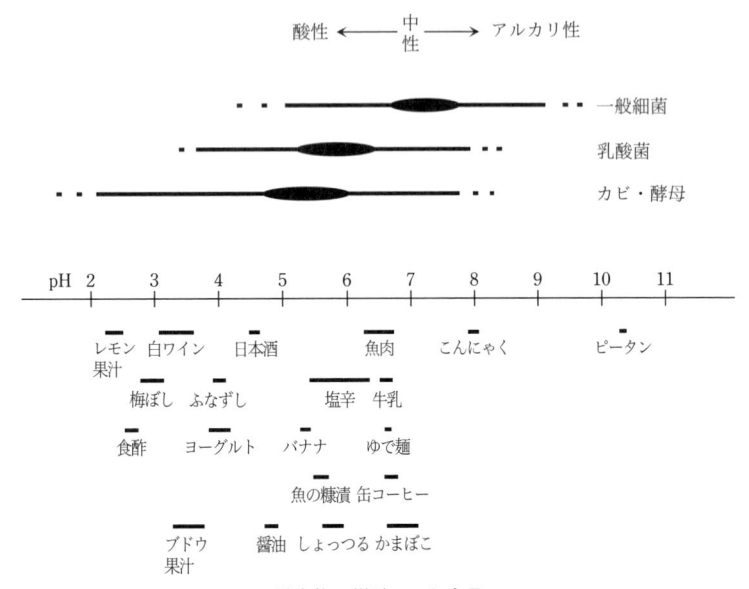

図10. 微生物の増殖 pH と食品の pH

表8. 主な食中毒細菌の増殖 pH 域

細菌	増殖 pH 域（℃） A	B	細菌	増殖 pH 域（℃） A	B
腸炎ビブリオ	4.8〜11	4.8〜11	ボツリヌス菌		
黄色ブドウ球菌	4.0〜9.8	4〜10	タンパク分解菌	4.6〜8.5	4.6〜9
サルモネラ	4.5〜8.0	3.7〜9.5	タンパク非分解菌	5.0〜8.5	5〜9
カンピロバクター	5.5〜8.0	4.9〜9.5	セレウス菌	4.9〜9.3	4.3〜9.3
病原大腸菌	4.4〜9.0	4〜9	リステリア	4.5〜9.5	4.4〜9.4
ウエルシュ菌	5.0〜9.0	5〜9	赤痢菌	—	3.7〜9.5

（A：厚生労働省資料、B：FDA 資料）

> **Q 4-6** 微生物の生育の測定方法を2つあげ、それぞれについて説明せよ。

解答例 微生物の生育測定方法によく用いられる方法には、寒天培地を用いる生菌数測定と液体培地を用いる方法がある。

前者は、まず試料の一定量（例えば25g）を採取し、その9倍量の希釈水（一般的には生理食塩水）とともにストマッカーで食品中から菌を抽出して試料原液を調製する。次にその10倍希釈液列を調製し、その1mlずつをシャーレに入れる。これにあらかじめ溶解し、45℃に保温しておいた寒天培地約15～20mlずつを加え、試料希釈液とよく混和する。寒天が固まった後、このシャーレを裏返しにして培養し、生じたコロニー数を計測し、希釈倍率から元の菌数を算出する。このような方法を混和法（または混釈法）という。また、あらかじめ固めておいた寒天平板に試料希釈液0.1mlを置き、これをコンラジ棒で平板上に拡げて培養する方法（塗抹法）もよく用いられる。

液体培地を用いる方法はMPN法（最確数法）と呼ばれる。5本もしくは3本の培養試験管にそれぞれ段階希釈試料を接種し、増殖してくる試験管の本数から確率的に菌数を推定するもので、海水中の大腸菌群の測定などに用いられている。

解説 平成15年東京都食品衛生監視員採用試験の問題である。Q 2-2、Q 2-4、Q 2-5の解説も参照されたい。

液体培地を用いる方法には吸光度を測定する方法もある。微生物の増殖による濁りを分光光度計で測定する方法である。相対的な増殖の程度を比較的簡単な操作で測定できる利点がある。あらかじめ吸光度と菌数の関係から標準曲線を作成しておくことで、菌数を求めることもできる。

カビなどでは、培養液をフィルターで濾過し、その重量を測定して増殖を調べる方法も用いられる。そのほか、顕微鏡で直接微生物数を計数したり、コールターカウンター（液体中の粒度分布を電気的に測定する装置）で菌数を測定する方法もある。

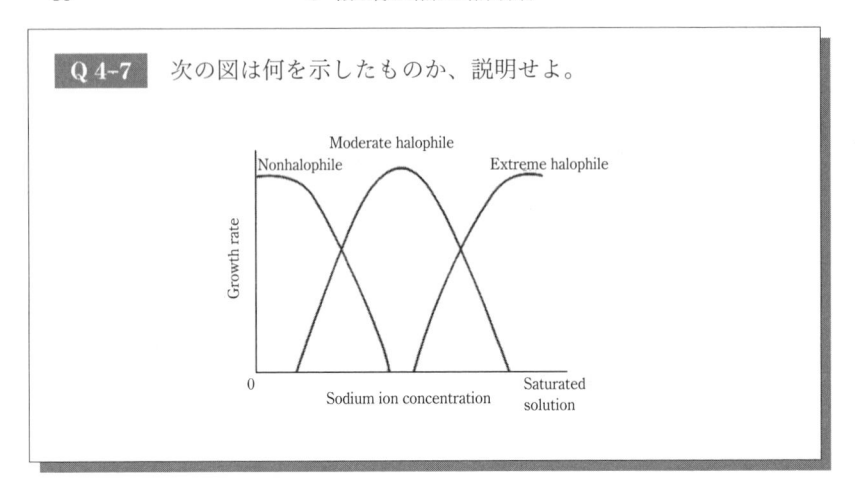

Q 4-7 次の図は何を示したものか、説明せよ。

解答例 図は増殖食塩濃度により微生物を大まかに群別したものである。

　Nonhalophile（非好塩菌）は食塩無添加時に最も増殖がよく、食塩濃度が高くなると増殖が低下する菌群で、大腸菌やサルモネラなど多くの細菌がこのグループに属する。

　Moderate halophile（中好塩菌）は最適食塩濃度が5〜20％程度の菌群で、ある種の *Vibrio* や *Micrococcus* などが属する。

　Extreme halophile（高好塩菌）は食塩20％以上の環境でよく増殖する菌群で、赤色色素を持つ *Halobacterium* や *Halococcus*（ともに古細菌）などが代表的な菌群である。

　なお、図には書かれていないが、好塩菌は以上のほか、腸炎ビブリオや多くの海洋細菌のように最適食塩濃度が2〜5％程度の slight halophile（微好塩菌）がある。

解説 図中のsodiumはナトリウムのことである。英語ではカリウムはpotassiumである。

　Halophile の halo は salt、phile は love の意味である。-phile のつく微生物には、ほかに、psychrophile（低温微生物）、thermophile（高温微生物）、mesophile（中温微生物）、barophile（好圧微生物）、acidophile（好酸性微生

物)、alkalophile（好アルカリ性微生物）などがある。なお -phile と同じ意味で -philic microorganisms ともいう。

問いの図には微好塩菌は含まれていないが、これも含めて最適増殖塩分濃度によって微生物は**表9**のように群別される。

また、主な食中毒細菌の増殖できる最高食塩濃度を**表10**に示しておく。

表9. 最適食塩濃度による微生物の群別

細菌群	最適増殖食塩濃度	微生物の例
非好塩菌	2％以下	一般細菌、淡水細菌
好塩菌　微好塩菌	2〜5％	海洋細菌、腸炎ビブリオ
好塩菌　中好塩菌	5〜20％	ある種のビブリオやミクロコッカス
好塩菌　高好塩菌	20〜30％	赤色好塩菌
耐塩菌	2％以下（高濃度まで増殖可）	ブドウ球菌

(Larsen、1962)

表10. 主な食中毒細菌の増殖可能な最高食塩濃度

細菌	増殖最高食塩濃度(％)	細菌	増殖最高食塩濃度(％)
腸炎ビブリオ	10	ボツリヌス菌	
黄色ブドウ球菌	25	タンパク分解菌	10
サルモネラ	8	タンパク非分解菌	5
カンピロバクター	1.5	セレウス菌	18
病原大腸菌	6.5	リステリア	10
ウエルシュ菌	7	赤痢菌	5.2

(FDA資資)

Q 4-8 微生物に関する記述である。正しいものの組合せはどれか。

a) 細菌の発育状態を観察すると、初めは全く増殖の見られない誘導期、ついで規則的に分裂する増殖期、増殖の止まった定常期、死滅期と続く。
b) 微生物の中には、酸素の存在の有無に関係なく繁殖する通性嫌気性菌、酸素の存在を必要としない偏性嫌気性菌などがある。後者の中には芽胞形成をする有害菌も存在する。
c) 食品の衛生検査で大腸菌の検出を行うのは、危険な病原性大腸菌の存在を発見して、事故の発生を未然に防止するためである。
d) 食中毒を起こす微生物は、体内毒素型と体外毒素型に大別される。いずれの場合も人・動物に感染しなければ発病はしない。

(1) a と c と d (2) a と b (3) b と c (4) d のみ (5) a〜d のすべて

正解 (2)

解説 第5回（平成3年）管理栄養士国家試験の問題である。

b) 芽胞形成をする偏性嫌気性の有害菌はボツリヌス菌（*Clostridium botulinum*）およびウエルシュ菌（*C. perfringens*）である。

c) 大腸菌群検査の目的は糞便由来の腸管感染菌汚染の可能性を予測するため。また、食品の製造や取り扱いが衛生的であることの目安として。

d) 食中毒を起こす微生物は、毒素型と感染型に大別される。毒素型の場合は、生菌がなくても食品内に蓄積された毒素を摂取すれば発症する。

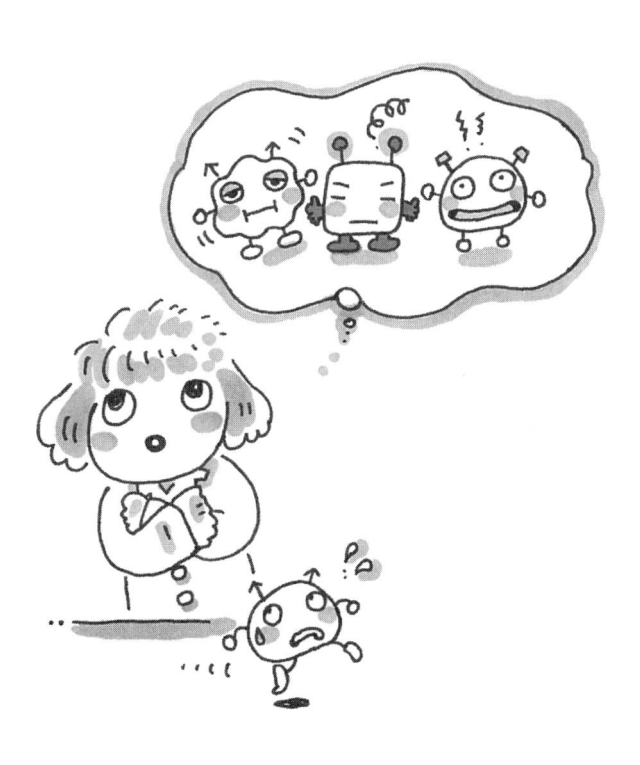

5 食品有害微生物の知識

Q 5-1 カンピロバクターについての記述である。正しいのはどれか。
(1) 人に常在している。
(2) 魚介類が多く保菌している。
(3) 乾燥に強い。
(4) 微好気条件（酸素濃度が3〜15％）でよく発育する。
(5) pH4.0以下でも発育する。

正解 (4)

解説 第16回（平成14年）管理栄養士国家試験の問題である。

カンピロバクター（*Campylobacter*）は比較的新しく知られるようになった感染型食中毒細菌である。とくに肉食の多い欧米で多発しているが、わが国でも2001（平成13）年以降の発生件数は腸炎ビブリオやサルモネラを抜いてほぼ毎年1位となっている。

カンピロバクターは大きさ0.2〜0.5×0.5〜5 μmのグラム陰性、らせん状の菌で、一端または両端に1〜2本の鞭毛をもつ。微好気性菌で酸素が3〜15％程度含まれる気相下でよく増殖し、好気性や嫌気性条件下では増殖しない。現在15種類に分類され、これらのうち *C. jejuni* と *C. coli* が下痢症の重要な原因菌である。これらは30〜45℃で増殖し、至適温度は42〜43℃である。室温では死滅しやすいが、冷蔵や凍結状態では長期間生存する。また増殖pH域は5.5〜8.0で、至適pHは6.5〜7.5である。酸性域や乾燥には弱い。また耐塩性は低く、食塩濃度1.5％以下でしか増殖しない。水分活性の下限は0.987である。熱抵抗性は大腸菌よりやや弱く、牛乳中で72℃20秒、60℃80秒間で死滅する。

C. jejuni および *C. coli* はウシ、ヒツジ、ブタ、ニワトリ、七面鳥、ウズラ、イヌ、ネコ、小鳥などの家畜や家禽が健康状態で腸内に保菌することが多い。調査例によると、とくに *C. jejuni* はニワトリに50〜80％、*C. coli* はブタに55％と、サルモネラ以上に高率に保菌されている。

近年、わが国では年間400〜600件、患者数2,000〜4,000人程度の発生が

みられる。発生場所はかつては学校が多かったが、最近は飲食店での事例が増えている。小児での発症率が高く、小児の下痢の15〜25％に及ぶ。

カンピロバクター食中毒は他の食中毒と異なり、潜伏期間は2〜7日と長く、下痢、腹痛、発熱が主症状である。下痢は一般に水様性または粘液性で、血便を示すことがある。腹痛が下痢より長期間続く。ギラン・バレー症候群（急性発症の多発性神経炎で、手足の軽いしびれから始まり、四肢の運動麻痺で歩行困難となる）や関節炎などを併発することがある。

本菌は家畜や家禽類に広く分布することから、欧米では生牛乳を原因食品とする事例が多いが、わが国では市販牛乳は殺菌されているため牛乳による発生例はない。最近の調査では解体直後の牛肉の *C. jejuni* 汚染率は2.8％、豚肉の *C. coli* 汚染率は47％、また肉店での鶏肉汚染率は20〜70％と高率である。しかし、本食中毒は潜伏期間が長いため、原因食品がすでに廃棄されていて細菌検査ができないために原因食品を特定できないことが多い。原因食品が判明したものの中では、鶏肉による事例が40％と圧倒的に多く、次いで飲料水（29％）、焼き肉（8％）などである。本菌は$5×10^2$程度の少量でも感染することから、食品以外にもヒトからヒトへの感染や病院感染もまれにみられる。

C. jejuni および *C. coli* は市販の牛肉や豚肉、鶏肉に付着している可能性が高く、またカンピロバクター食中毒は少量感染でも発症するので、加熱を伴わない生食肉での防止は困難である。これらの食材を用いるときには生食を避け、十分加熱することが感染防止のためには必要である。また二次汚染の防止にも注意が望まれる。

> **Q 5-2** 食中毒に関与する細菌についての記述である。誤っているのはどれか。
>
> (1) 腸炎ビブリオによる感染は、魚介類を生で食べる場合に比較的多くみられるので、塩気を含まない流水で十分に洗浄することが大切である。
> (2) ボツリヌス菌の産生する菌体外毒素は、熱に対する安定性が高い。
> (3) ウエルシュ菌は食中毒菌であるが、創傷感染症である「ガス壊疽」の原因菌でもあり、偏性嫌気性菌である。
> (4) サルモネラ、病原大腸菌など、感染型の食中毒細菌は、発症するためには一定量以上の細菌数の同時摂取が必要である。
> (5) わが国では昭和57年にカンピロバクター、ナグビブリオなどが食中毒菌として新たに指定された。

正解 (2)

解説 第3回（平成元年）管理栄養士国家試験の問題である。

(2) ボツリヌス菌の菌体外毒素は、熱に対して失活しやすい。これに対し、黄色ブドウ球菌のエンテロトキシンは耐熱性が強い。

(3) ウエルシュ菌は糖分解力が強いので、ガス生成が著しい。

(5) その後1998（平成10）年にノロウイルスが食中毒原因物質として指定された。当初は小型球形ウイルス（SRSV）と呼ばれていたが、2003（平成15）年からはノロウイルスと呼ばれるようになった。

Q 5-3 カンピロバクターについての記述である。誤っているのはどれか。

(1) カンピロバクターによる食中毒は、最近とくに注目されており、昭和57年からは食中毒細菌として指定されるようになった。
(2) 本菌は、古くから牛、羊の流産菌として知られており、鶏、犬、豚、牛などの腸内に常在している
(3) 人への感染は、これらの動物から直接または食品や水などを介して間接的に伝播するが、とくに食肉が重要な感染源となっている。
(4) 発育温度が比較的高温（31〜46℃）であり、30℃以下では死滅するので、5℃以下の低温に保存すれば安全である。
(5) 本菌は極微量でも食中毒を起こす可能性が高い。

正解 (4)

解説 第4回（平成2年）の管理栄養士国家試験の問題である。

カンピロバクターについてはQ 5-1の解説で詳しく述べたので、今回はその復習として出題した。

(1) 1997（平成9）年以降、カンピロバクター食中毒は発生件数が急増している。2008（平成20）年の件数は509件（患者3,071名）でトップであった。2位はノロウイルス（303件、11,618名）、3位はサルモネラ（99件、2,551名）であった。患者数ではノロウイルス、カンピロバクター、サルモネラ、ウエルシュ菌（34件、2,088名）の順であった。
(4) 室温では死滅するが、冷蔵や凍結では長期間生存する。
(5) カンピロバクターは500個程度の菌数で発症するといわれている。

> **Q 5-4** 細菌性食中毒の原因食品および汚染源についての記述である。誤っているのはどれか。
> (1) 黄色ブドウ球菌は健康人からもしばしば分離される。
> (2) 腸炎ビブリオは家畜が保菌している。
> (3) 鶏卵によるサルモネラ食中毒が世界的に増加している。
> (4) カンピロバクター食中毒は鶏肉によるものが多い。
> (5) 乳児ボツリヌス症の原因食品はハチミツである。

正解 (2)

解説 第12回(平成10年)の管理栄養士国家試験の問題である。
(1) 食品取扱者の黄色ブドウ球菌保有率を**表11**に示す。
(2) 腸炎ビブリオは好塩性細菌であり、沿岸海域や汽水域に棲息し、魚介類に付着している。
(5) 乳児ボツリヌス症については、Q 5-8の解説(p.70)に詳述した。

表11. 食品取扱者の黄色ブドウ球菌保有率 (清水)

	鼻前庭		手指	
	被験者数	検出率(%)	被験者数	検出率(%)
弁当そう菜調理人	103	33.0	103	19.4
学校給食施設従業者	325	25.0	325	12.9
洋生菓子製造業者	124	25.8	124	13.7
寿司調理人	197	22.8	197	19.7
食肉販売業者	269	19.0	269	20.0
豆腐製造業者	104	15.4	104	15.4
生鮮魚介類販売業者	136	14.7	136	35.3
和菓子製造業者	156	10.9	156	3.8
計	1,414	21.1	1,414	17.1

5 食品有害微生物の知識

Q 5-5 次の項目（あ〜せ）のうち、(1) ブドウ球菌食中毒、(2) ウェルシュ菌食中毒の説明文として正しいもの（または関係深いもの）を選び記号で答えなさい。

あ）本菌の産生するエンテロトキシンは加熱に弱い。
い）激しい嘔吐は本食中毒の特徴である。
う）激しい水様性下痢と腹痛が主な症状である。
え）嫌気性のグラム陽性胞子形成菌である。
お）嫌気性のグラム陽性球菌である。
か）潜伏期間はふつう 8 時間以上である。
き）潜伏期間は 1〜5 時間と短い。
く）毒素型食中毒のうち、生体内毒素産生型に分類される。
け）シチューやカレーなど大量に作られる加熱食品での発生例が多い。
こ）わが国の食中毒の中では 1 件当たりの患者数が多い傾向にある。
さ）本食中毒の発症のためには大量の菌の摂取が必要である。
し）食塩濃度 10%の培地中でも増殖可能である。
す）本菌の検出にはマンニット食塩培地が用いられる。
せ）原因菌は *Clostridium perfringens* である。

正解 (1) い、き、し、す
(2) あ、う、え、か、く、け、こ、さ、せ

解説 あ）ウェルシュ菌のエンテロトキシンは熱に弱く、60℃での D 値（菌数が 1/10 になるのに要する加熱時間）は 4 分程度である。ブドウ球菌のエンテロトキシンは熱に強く、$D_{121℃}$＝5〜10 分。

さ）ウェルシュ菌食中毒の発症に必要な菌量はふつう 10^7 以上。ブドウ球菌食中毒の発症には一定量の毒素が必須であるが、生菌の摂取は必須ではない。

く）黄色ブドウ球菌は食品内毒素産生型である。

こ）2008（平成 20）年食中毒発生状況では、主な食中毒の 1 件当たり患者数は、サルモネラ 25.8 人、ブドウ球菌 24.6 人、腸炎ビブリオ 9.9 人、腸管出血性大腸菌 6.8 人、その他の大腸菌 41.8 人であるが、ウエルシュ菌は 61.4 人と圧倒的に多い。2006〜2008（平成 18〜20）年の具体的な発生状況については、Q 5-11 の表 13 を参照されたい。

せ）黄色ブドウ球菌の学名は *Staphylococcus aureus*。

なお、表 12 にセレウス菌、ウエルシュ菌、黄色ブドウ球菌による食中毒の特徴について示しておく。

表 12. セレウス菌、ウエルシュ菌、黄色ブドウ球菌による食中毒の特徴 (品川)

		セレウス菌(下痢型)	セレウス菌(嘔吐型)	ウエルシュ菌	黄色ブドウ球菌
腸炎または中毒の型		生体内	食物内	生体内	食物内
潜伏期（時間）		8〜16	1〜5	8〜22	1〜6
経過（時間）		12〜24	6〜24	12〜24	6〜24
症状	下痢、腹痛	多	まれ	最多	やや多
	悪心、嘔吐	偶発的	最多	まれ	最多
	発熱	偶発的	まれ	偶発的	まれ
主要原因食品	外国	食肉製品、スープ、プリン、ソース	米飯、焼飯(中華料理店)	調理肉、家禽肉	調理肉、家禽肉、乳製品
	日本	弁当、プリン	焼飯、焼そば、スパゲッティ	野菜と肉の煮物	にぎりめし、弁当、シュークリーム、おはぎ
原因毒素		下痢毒素	嘔吐毒	エンテロトキシン	エンテロトキシン(A〜E 型)
毒素の熱抵抗性		易熱性	耐熱性	易熱性	耐熱性

5 食品有害微生物の知識

Q 5-6 次の項目（あ～す）のうち、(1) ノロウイルス、(2) 腸炎ビブリオの説明文として正しいもの（または関係深いもの）を選び記号で答えなさい。

あ）コレラ菌と同属のグラム陰性細菌である。
い）病原株はふつう神奈川現象陽性を示す。
う）これによる食中毒は学校給食での事例が多い。
え）海洋に生息するため、低温性であり、0℃でも増殖できる。
お）グラム陰性の桿菌で、30～37℃、3～5％食塩濃度でよく増殖する。
か）二枚貝の腸内に常在の微生物である。
き）増殖速度が速く、最適条件での世代時間は10分以下である。
く）冬季にカキの生食による食中毒が多い。
け）夏季に海産魚介類の刺身やすしによる食中毒が多い。
こ）嘔吐物のエアゾール飛沫による二次感染事例もみられる。
さ）食塩無添加の寒天培地で増殖可能である。
し）本菌の検出にはマンニット食塩培地が用いられる。
す）本菌の検出にはTCBS培地が用いられる。

正解 (1) う、く、こ
(2) あ、い、お、き、け、す

解説 え）腸炎ビブリオは中温菌であり、増殖温度域はおおよそ5～44℃。

腸炎ビブリオ食中毒の潜伏期間はふつう8～24時間、ノロウイルス食中毒の潜伏期間は1～3日。

か）ノロウイルスの汚染海域に棲息しているカキが、餌のプランクトンとともにウイルスを濾過・濃縮して、体内に蓄積するためで、常在しているわけではない。

し）マンニット食塩培地は黄色ブドウ球菌用の培地である。

> **Q 5-7** 自然界や食品の微生物フローラに関する次の文章のうち誤っているものをあげよ。
> (1) 土壌にはふつうバチルスやクロストリジウムなどのグラム陽性菌が多い。
> (2) 海水中にはふつうシュードモナスやビブリオなどのグラム陰性菌が多い。
> (3) シュードモナスは魚肉や食肉の代表的な腐敗細菌である。
> (4) 干物では球菌のほか、カビや酵母による変敗もみられる。
> (5) 食品原料にもともと付着している微生物を一次汚染菌、加工工程で空気中のほこりや従業員の手指、衣服、調理器具などから付着するものを二次汚染菌という。
> (6) 発酵微生物と腐敗微生物では、タンパク質や糖質の代謝が異なる。

正解 (6)

解説 発酵と腐敗の違いは、人間の価値基準によって便宜的に使い分けられているものであり、微生物の種類や生理性状などの違いによるものではない。一般に、微生物作用のうち人間生活に有用な場合を発酵、逆に有害な場合を腐敗といっている。蒸した大豆に枯草菌（*Bacillus subtilis*）を生やして作られる納豆はわが国の発酵食品であるが、嫌いな外国人からみれば煮豆の腐ったものといわれてもやむを得ない。発酵食品には乳酸菌や酵母の作用によってつくられるもの（ヨーグルトや日本酒）が多いが、乳酸菌は牛乳や清酒を変敗させたり、包装ハムの膨張やネト生成の原因ともなる。酵母（*Saccharomyces*）もパンや酒類に欠かせない発酵菌であるが、惣菜や干物、のり巻き（白斑発生）などの変敗菌でもある。

Q 5-8 次の項目（あ～こ）のうち、(1)ボツリヌス菌、(2)サルモネラの説明文として正しいもの（または関係深いもの）を選び記号で答えなさい。

あ）グラム陽性の嫌気性菌であり、ふつう土壌に存在する。
い）缶詰やレトルト食品の殺菌条件（120℃、4分相当）はこの菌を対象としたものである。
う）真空包装食品や加熱不足の缶詰などが食中毒の原因となる。
え）Enteritidis 血清型菌で卵を原因食品とする食中毒が増加している。
お）この菌の毒素は耐熱性が高く、120℃ 20分の加熱でも完全には破壊されない。
か）潜伏期は12～24時間で、主症状は急激な発熱、頭痛、嘔吐、下痢、腹痛などである。
き）致死率が極めて高い毒素型食中毒の原因菌である。
く）中温性の胞子形成菌であるが、E型菌の増殖最低温度は3.3℃といわれる。
け）昭和59年に熊本県で製造された真空包装およびガス置換剤封入包装の辛子レンコンでボツリヌス中毒が発生した（患者36名、死者11名）。
こ）平成11年にイカ菓子による広域食中毒が発生、患者は全国46都道府県に及んだ（患者1,505名、死者0名）。

正解　(1) あ、い、う、き、く、け　(2) え、か、こ

解説　ボツリヌス食中毒の致死率はわが国では約25％である。潜伏期はふつう12～24時間、主症状は特異な神経症状で、まず悪心、嘔吐などがみられ、その後めまい、頭痛、視力低下、複視、眼瞼下垂などが起こる。これとともに嚥下困難、歩行困難が起こり、重症例では呼吸困難で死亡する。
また、ハチミツで乳児ボツリヌス症の原因となることがある。

従来、サルモネラ食中毒の原因菌はネズミチフス菌（*Salmonella* Typhimurium）によるものが主流であったが、1987（昭和 62）年以降、ゲルトネル菌（*S.* Enteritidis；SE）によるものが急増している（**図 11**）。

サルモネラ食中毒の潜伏期は 12～24 時間で、主要症状は急激な発熱、頭痛などの全身症状と、嘔吐、下痢、腹痛などである。現在急増している SE 食中毒の原因食品は、SE 汚染鶏卵やそれを使用した自家製マヨネーズ、タマゴサンドイッチ、オムレツ、卵納豆などが多い。

乳児ボツリヌス症は、離乳食として与えられたハチミツに混在しているボツリヌス菌胞子が、腸内フローラの不安定な乳児の腸内で発芽、増殖して産生する毒素によって起こるもので、頑固な便秘、吸乳力の低下、弱い泣き声、手足の筋肉弛緩などが起こる。菌は主に大腸で増殖するため毒素の吸収は少なく、致死率は 3% 以下と低い。

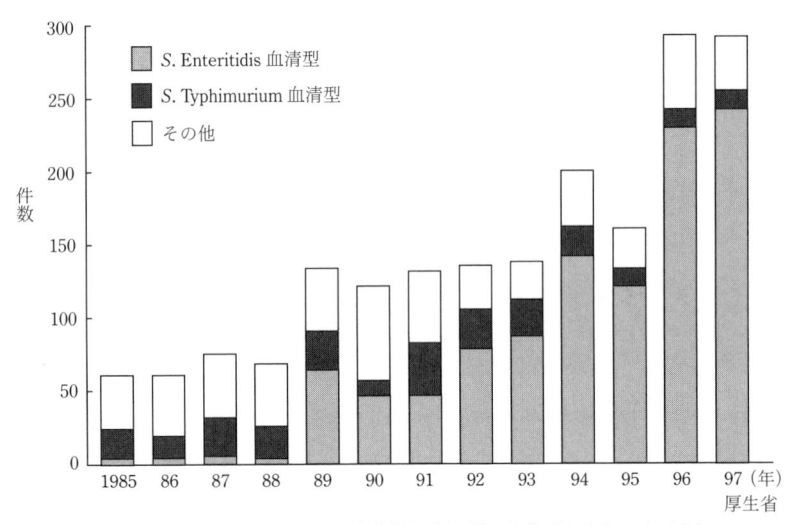

図 11. サルモネラ食中毒の発生件数と血清型の変化（患者数 2 名以上）

Q 5-9 サルモネラ食中毒に関する次の問①~④に答えよ。
① サルモネラ属菌の細菌学的特徴について説明せよ。
② サルモネラ食中毒の潜伏期間および主な症状を説明せよ。
③ 鶏卵へのサルモネラ汚染経路について説明せよ。
④ 鶏卵によるサルモネラ食中毒の予防対策を4つ説明せよ。

解答例 ① サルモネラは家畜の腸管内に広く分布しているグラム陰性、運動性、通性嫌気性の桿菌で、血清型により約2,500種に分けられている。硫化水素産生性の菌株が多い。増殖域は5~46℃、pH4.5~8.0。

② サルモネラ食中毒は、一般に1週間以内に回復し、死亡することは少ない。

③ 鶏卵のSE汚染原因は、採卵鶏の卵巣内がSE汚染されていて、産卵時にSEが卵内に排菌される場合(in egg汚染という)と、腸管内のSEが卵を汚染したり、さらに養鶏場内がSEで汚染されているため、産卵後に汚染を受ける場合(on egg汚染という)がある。

④ 予防対策としては、飼育環境や餌、水などからの感染防止、ニワトリの免疫力強化、出荷後の鶏卵の衛生対策、食品の製造・貯蔵中の増殖防止(低温保存)や殺菌(60℃、20分程度の加熱)があげられる。

解説 平成15年東京都特別区食品衛生監視員採用試験問題である。現在急増しているSE食中毒の原因食品は、SE汚染鶏卵や、それを使用した自家製マヨネーズ、ババロア、タマゴサンドイッチ、オムレツ、とろろ汁、卵納豆などが多い。④の解答はもう少し説明を加えたほうがよいと思われるが、ここでは省略した。

> **Q 5-10** 黄色ブドウ球菌について説明せよ。

解答例 黄色ブドウ球菌の主な特徴は次の通りである。

1) グラム陽性球菌で、エンテロトキシンによって毒素型食中毒を起こす。
2) 耐塩性があり、マンニット分解性。
3) ヒトの皮膚、鼻腔、咽頭などに棲息し、化膿性疾患の起因菌となっている。
4) 本菌による食中毒は年平均約70件、患者1,000名程度で近年減少傾向にあるが、2000（平成12）年には加工乳による大規模食中毒が発生した。
5) 摂食後、発症までの潜伏時間は短く、1～6時間、平均3時間前後である。
6) エンテロトキシンは耐熱性が強く、120℃、20分の加熱でも完全に破壊されない。
7) 主な症状は悪心、嘔吐である。
8) 原因食品は、直接ヒトの手が触れてつくられ、しかも長時間室温に放置されるような折詰弁当、おにぎりなどが多い。

解説 平成15年東京都食品衛生監視員採用試験の問題である。黄色ブドウ球菌は1990年代半ばまでは腸炎ビブリオ、サルモネラとともに3大食中毒の原因菌であったが、その後は発生件数、患者数とも減少しており、2002（平成14）年は事件数72件、患者1,221名で、最近（2006～2008・平成18～20年）の事件数（58～70件）、患者数（1,181～1,424名）もほぼ一定である。代わってカンピロバクター、ノロウイルスなどが増えている。ただし、2000（平成12）年には加工乳による黄色ブドウ球菌食中毒で13,000名以上の患者が発生している。

> **Q 5-11** 小型球形ウイルス（SRSV）食中毒に関する記述である。正しいのはどれか。
> (1) 食品の加熱では防げない。
> (2) 人から人への感染はない。
> (3) 原因食品として生カキが多い。
> (4) ウイルスは食品中で増殖する。
> (5) ウイルスは冷凍により死滅する。

正解 (3)

解説 第17回（平成15年）管理栄養士国家試験問題である。

従来小型球形ウイルス（SRSV）と呼ばれていたものは、2003（平成15）年8月からは食品衛生法の改正により「ノロウイルス」と呼ばれるようになった。2008（平成20）年の食中毒統計では、事件数1,369件、患者数24,303名のうち、ノロウイルスによるものは303件、11,618名で、患者数で1位、事件数でカンピロバクターに次いで2位である。次頁の**表13**に最近の主な食中毒原因微生物ごとの統計をあげておく。

ノロウイルス食中毒の発生原因は、貝類（主にカキ）のよるものと感染者の糞便・嘔吐物によるもの（付着汚染や乾燥して空中に浮遊）に大別される。ノロウイルスは60℃30分の加熱には安定であるが、85℃1分以上の加熱で死滅する。pH 3〜10で安定であり、次亜塩素酸ナトリウム（100ppm）や、消毒用アルコールにも抵抗性を示す。また冷凍にも安定である。

表 13. 病因物質別食中毒発生状況（平成 18～20 年）

原因物質		平成18年 (2006) 総数				平成19年 (2007) 総数				平成20年 (2008) 総数			
		事件	患者	1事件当たりの患者数	死者	事件	患者	1事件当たりの患者数	死者	事件	患者	1事件当たりの患者数	死者
	総数	1,491	39,026	26.2	6	1,289	33,477	26.0	7	1,369	24,303	17.8	4
細菌	サルモネラ属菌	124	2,053	16.6	1	126	3,603	28.6	—	99	2,551	25.8	—
	ブドウ球菌	61	1,220	20.0	—	70	1,181	16.9	—	58	1,424	24.6	—
	ボツリヌス菌	1	1	1.0	—	1	1	—	—	—	—	—	—
	腸炎ビブリオ	71	1,236	17.4	—	42	1,278	30.4	—	17	168	9.9	—
	腸管出血性大腸菌（VT産生）	24	179	7.5	—	25	928	37.1	—	17	115	6.8	—
	その他の病原大腸菌	19	902	47.5	—	11	648	58.9	—	12	501	41.8	—
	ウエルシュ菌	35	1,545	44.1	1	27	2,772	102.7	—	34	2,088	61.4	—
	セレウス菌	18	200	11.1	—	8	124	15.5	—	21	230	11.0	1
	カンピロバクター・ジェジュニ/コリ	416	2,297	5.5	—	416	2,396	5.8	—	509	3,071	6.0	—
	ナグビブリオ	—	—	—	—	1	1	1.0	—	1	5	5.0	—
	コレラ菌	—	—	—	—	—	—	—	—	3	37	12.3	—
	赤痢菌	1	10	10.0	—	—	—	—	—	3	131	43.7	—
	その他の細菌	4	23	5.8	—	5	32	6.4	—	4	10	2.5	—
	小計	774	9,666	12.5	2	732	12,964	17.7	—	778	10,331	13.3	1
ウイルス	ノロウイルス	499	27,616	55.3	—	344	18,520	53.8	—	303	11,618	38.3	—
	その他のウイルス	5	80	16.0	—	4	230	57.5	—	1	12	12.0	—
	小計	504	27,696	55.0	—	348	18,750	53.9	—	304	11,630	38.3	—
化学物質		15	172	6.4	—	10	93	3.4	—	27	619	22.9	—
自然毒	植物性自然毒	103	446	4.3	3	74	266	3.6	4	91	283	3.1	—
	動物性自然毒	35	65	1.9	1	39	89	2.3	3	61	104	1.7	3
	小計	138	511	3.7	4	113	355	3.1	7	152	387	2.5	3
その他		7	23	3.3	—	8	20	2.5	—	17	47	2.8	—
不明		53	958	18.1	—	78	1,295	16.6	—	91	1,289	14.2	—

Q 5-12 いくつかの食中毒微生物の(1)微生物学的特徴、(2)汚染・感染経路についてまとめた次の表の①〜⑫に当てはまる説明文を下記の(あ)〜(し)から1つずつ選びなさい。

微生物名	(1)微生物学的特徴	(2)汚染・感染経路
腸炎ビブリオ	①	⑦
カンピロバクタージェジュニ／コリ	②	⑧
黄色ブドウ球菌	③	⑨
セレウス菌（嘔吐型）	④	⑩
ボツリヌス菌	⑤	⑪
ノロウイルス（SRSV）	⑥	⑫

(1) 微生物学的特徴
 (あ) 塩分2〜3％でよく増殖し、真水では増殖できない。
 (い) 酸素3〜15％で増殖し、大気中では増殖できない。
 (う) 酸素があると増殖できない。胞子を形成し、通常の加熱調理によっても生き残る。
 (え) 酸素がないと増殖できない。胞子を形成し、通常の加熱調理によっても生き残る。
 (お) ヒトの腸管内でのみ増殖する。
 (か) 耐熱性のエンテロトキシンを生産する。
(2) 汚染・感染経路
 (き) 夏季の沿岸海水に生息し、魚介類の刺身やすしが原因食品となりやすい。
 (く) ヒト、動物の皮膚、粘膜に分布し、おにぎり、弁当などが原因食品となりやすい。
 (け) ヒトの糞便汚染や河口域で養殖されたカキが原因となりやすい。
 (こ) 土壌などに広く分布する。缶詰、瓶詰、レトルト食品やいずし（魚の発酵食品）が原因食品となりやすい。
 (さ) 家畜、ペット、野生動物などに生息、とくに鶏の保菌率が高い。

(し) 土壌などに広く分布する。嘔吐型食中毒では焼き飯、ピラフ、めん類が原因食品となりやすい。

正解 ①あ ②い ③か ④え ⑤う ⑥お ⑦き ⑧さ ⑨く ⑩し ⑪こ ⑫け

解説 ここにあげた食中毒細菌のうち、増殖特性に特徴があるものについて触れておきたい。

腸炎ビブリオは好塩性細菌で、海水程度の塩分でよく増殖する。また増殖速度が10分以下と、他の食中毒細菌に比べ著しく速い。

カンピロバクターは微好気性菌で、無酸素および大気中では増殖できない。

黄色ブドウ球菌は耐塩性があり、食塩濃度10％以上でも増殖できる。

セレウス菌は好気性の胞子形成細菌（バチルス属）で、症状別に嘔吐型と下痢型がある（Q 5-5 解説の表12参照）。

ボツリヌス菌はウエルシュ菌と同様、嫌気性の胞子形成細菌（クロストリジウム）である。

表14に主な食中毒細菌の増殖の下限条件を示しておく。

表14. 主な食中毒細菌の増殖下限条件

細菌	増殖温度（℃）最低	最適	増殖最低pH	増殖最低水分活性
サルモネラ	6.5	37	5.5	0.94
ブドウ球菌	6.6	35	4.8	0.88〜0.86
腸炎ビブリオ	10	37	5.0	0.95
ボツリヌス菌				
A、B型	10	35	4.7	0.94
E型	3.3	30	4.7	0.97
セレウス菌	10〜12	35	5.0	0.93
病原大腸菌	10	37	4.5	0.94
ウエルシュ菌	15〜20	43〜47	5.0	0.93
カンピロバクター	31	42〜45	5.5	—

Q 5-13 食中毒起因菌における胞子形成の意義について説明せよ。

解答例 胞子を形成する食中毒菌には嫌気性のボツリヌス菌、ウエルシュ菌、好気性のセレウス菌がある。胞子は耐熱性が強いため、加熱食品でも生き残って食中毒原因となる。ボツリヌス菌はいずしのほか、加熱不足の缶・瓶詰め食品で、ウエルシュ菌は加熱調理後、長時間室温に放置されたシチューやカレーなどで、セレウス菌も長時間放置された米飯類（焼き飯やピラフなど）やめん類（パスタなど）で食中毒の原因となりやすい。また、ウエルシュ菌のエンテロトキシンは、ウエルシュ菌が小腸管内で増殖し、胞子を形成する際に過剰に産生された胞子殻の構成タンパクである。

解説 平成15年東京都食品衛生監視員採用試験の問題である。
参考のため、主な食中毒細菌の胞子の耐熱性を**表15**に示す。

表15. 主な食中毒細菌（胞子）の耐熱性（清水）

微生物	加熱温度（℃）	D値（分）	加熱条件
Bacillus cereus	95	1.8	スキムミルク
〃	100	5	
Bacillus cereus 菌株1*	121	0.03	0.067Mリン酸緩衝液、pH7.0
〃 菌株2*	121	2.37	〃
Clostridium botulinum A型	104	17.6	〃
〃	116	1.3	〃
Clostridium botulinum A、B型	121	0.01～0.20	
Clostridium botulinum E型	79.4	1.10～1.65	カニ肉中
〃	85	0.29	〃
Clostridium perfringens	90	4.5～120	
〃	100	6～17	
〃	101	1.4～5.2	

＊ 毒素産生菌、タンパク非分解菌

Q 5-14 次の文章の①〜④に当てはまる適当な微生物名を書きなさい。

　わが国ではこの数十年、食中毒の発生件数・患者数は減少傾向を続けてきた。それだけに、1996年夏の腸管出血性大腸菌O157による食中毒事件をはじめ、1999年のイカ乾燥菓子による ① 食中毒事件、また2000年の加工乳による ② 食中毒事件など、大規模・広域食中毒が続発していることは大きな衝撃であった。

　図は最近の食中毒発生状況を示したものである。この図から、わが国の最近の食中毒発生状況は1995年を境としてその前後で大きな違いがあり、1995年までの事件数は減少傾向がみられるが、1996年から98年にかけて、特に ① 、 ③ 、 ④ による食中毒発生件数が急増している。

　しかし、その後は再び減少傾向にあり、特にこれまで食中毒のトップの座を競い合っていた ① と ③ がともに激減している。一方、1998年から統計に上がるようになったノロウイルス（小型球形ウイルス）は増加傾向にある。

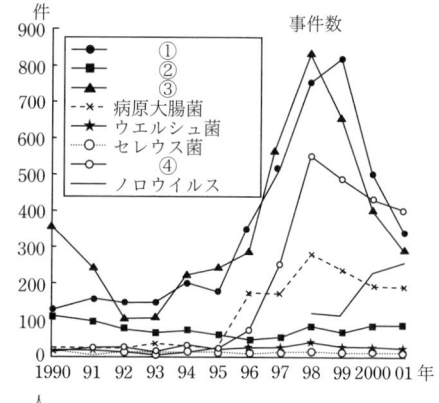

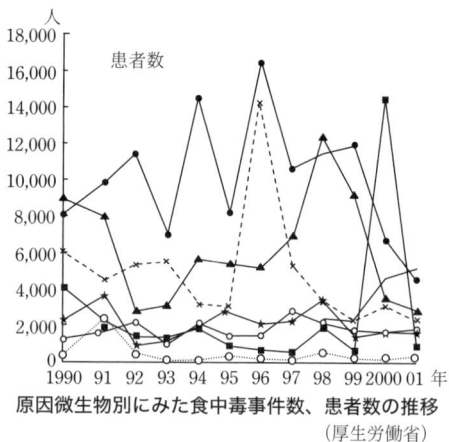

原因微生物別にみた食中毒事件数、患者数の推移
（厚生労働省）

正解 ① サルモネラ　② ブドウ球菌（または黄色ブドウ球菌）　③ 腸炎ビブリオ　④ カンピロバクター

解説 下記の**表16**に主な大規模・広域食中毒事例をあげておく。この表で関係自治体数が大きいことは広域食中毒であることを意味する。特に1999（平成11）年のイカ乾製品による食中毒は山梨県を除く全都道府県で患者が発生した。

食中毒発生傾向の変化は事件数や患者数だけでなく、その内容にもみられ、従来は事件数の約80％、患者数の大部分がサルモネラ、腸炎ビブリオ、ブドウ球菌、病原大腸菌などによるものであったが、近年はこれらに加え腸管出血性大腸菌やカンピロバクターなど、新興再興感染症と呼ばれる食中毒が増える傾向にあり、特にカンピロバクターの増加が目立つ。またノロウイルス（小型球形ウイルス）やクリプトスポリジウム（原虫）など細菌以外の微生物によるものも増えてきた。

表16. 主な大規模・広域食中毒事件（1996～2001）

発生年月	発生場所	患者数	死者数	原因食品	病因物質	原因施設	関係自治体数
1996.7	堺市	7,966	3	貝割れ大根	腸管出血性大腸菌（O157：H7）	学校	1
1996.8	北海道	1,833	0	ポパイサラダ(ゆでたホウレンソウとシーチキンの和え物)	サルモネラ菌（S.Enteritidis）	学校	1
1997.6	兵庫県	2,758	0	昼食弁当	病原大腸菌（O169）	仕出屋	1
1997.11	神戸市	3,044	0	弁当	不明	仕出屋	1
1998.3	大阪府	1,371	0	三色ケーキ	サルモネラ菌（S.Enteritidis）	製造所	1
1998.5	北海道	49	0	イクラ醤油漬け	腸管出血性大腸菌（O157：H7）	製造所	11
1998.5	岐阜県	1,196	0	給食弁当	ノロウイルス	飲食店	1
1998.7	滋賀県	1,167	0	給食弁当・給食	腸炎ビブリオ	飲食店	1
1998.9	福島県	1,197	0	不明（学校給食）	病原大腸菌（O44）	学校	1
1999.3	青森県	1,634	0	イカ乾製品	サルモネラ属菌	製造所	114
1999.8	北海道	509	0	煮カニ	腸炎ビブリオ	製造所	7
2000.6	大阪府	13,420	0	加工乳等	黄色ブドウ球菌	製造所	23
2001.3	栃木県	195	0	牛たたき、ローストビーフ	腸管出血性大腸菌（O157：H7）	製造所	9
2001.11	山口県	13	0	生カキ	細菌性赤痢	製造所	7

（厚生労働省）

> **Q 5-15** 腸炎ビブリオの説明文として正しいものを、下記の a)～q) から選べ。
>
> a) グラム陽性桿菌である。
> b) グラム陽性球菌である。
> c) グラム陰性桿菌である。
> d) 鞭毛を有する。
> e) 胞子を有する。
> f) 偏性嫌気性菌である。
> g) 微好気性菌である。
> h) −1℃～45℃の広い温度域で増殖できる。
> i) 30～37℃、3～5％食塩濃度が増殖の最適条件である。
> j) 75℃、15分の加熱でも死滅しない。
> k) とくに夏季に起こりやすい。
> l) とくに冬季に起こりやすい食中毒の原因菌である。
> m) 卵が原因の食中毒事例が多い食中毒の原因菌である。
> n) 魚介類が原因の食中毒事例が多い。
> o) チーズや生ハム、生野菜、薫製品などによる事例が多い。
> p) 特定の血清型（1/2a、1/2b、4b）による事例が多い。
> q) 近年は血清型O3:K6による事例が多い。

正解 c) d) i) k) n) q)

解説 a)、d)、h)、o)、p) はリステリアが該当する（Q 5-33 参照）。
腸炎ビブリオの血清型は従来 O4:K6 が主であったが、1997（平成 9）年以降 O3:K6 が世界的に優勢となっている。その急激な拡大の原因については、タンカーなどのバラスト水が疑われている。
腸炎ビブリオについては Q 5-19 および Q 5-32 を参照のこと。

> **Q 5-16** 次の文は、アレルギー様食中毒に関する記述であるが、文中の空所①〜⑤に該当する語または数値を記入せよ。
>
> 　アレルギー様食中毒は、食品中のアミノ酸が、食品に付着した細菌の産生する ① 酵素の作用でアミン類に変化し、このアミン類を多く蓄積した食品を摂取することにより起こるが、アミン類の中でも主に ② が原因となる。
>
> 　原因として報告されている食品には、遊離のヒスチジン含有量の多い ③ およびその加工品が多い。アレルギー様食中毒は、アレルギー体質の有無とは関係なく発症し、食後 ④ 時間以内に起こり、主な症状は、 ⑤ 、じんま疹であり、頭痛、発熱、嘔吐、下痢を伴う。

正解　① 脱炭酸　② ヒスタミン　③ 赤身魚　④ 1　⑤ 紅潮

解説　平成17年東京都採用試験(衛生監視)専門問題の一部である。

　アレルギー様食中毒は原因物質がヒスタミンであるため、わが国の統計では化学性食中毒に分類されているが、このヒスタミンは細菌のヒスチジン脱炭酸酵素作用によって生成されるという点で、ほかの化学性食中毒とは性格を異にする。

　本食中毒は主にマグロ、サバ、イワシ、カツオ、アジなどの赤身魚やその加工品で起こっているが、赤身魚が本食中毒の原因となりやすいのは、ヒスタミンの前駆物質となる遊離ヒスチジン含量が白身魚では数mg〜数十mg/100gであるのに対し、赤身魚では700〜1,800mg/100gと非常に高いためである。

　アレルギー様食中毒はヒスタミンを高濃度含む食品(赤身魚加工品、チーズ、ワインなど)を摂取した場合、ふつう30〜60分くらいで、顔面、とくに口のまわりや耳たぶが紅潮し、頭痛、じんま疹、発熱などの症状を呈する(**表17**)もので、たいてい6〜10時間で回復する。一般的にはヒスタミンが100mg/100g以上の食品で発症するとされているが、実際には摂取量が問題であり、食中毒事例から発症者のヒスタミン摂取量を計算した例では大人1

人当たり 22～320mg と報告されている。

魚やその加工品のヒスタミン生成菌としては、腸内細菌科の *Morganella morganii*（モルガン菌）と海洋性の *Photobacterium phosphoreum* および *P. damselae* が重要である。これらの細菌の増殖特性を表18に示す。

ヒスタミンは食品の加工・貯蔵中にヒスタミン生成菌が増殖することによって蓄積される。したがって食中毒防除のためには微生物性食中毒としての対応が重要である。鮮魚にはもともと海洋性のヒスタミン生成菌が付着している可能性が高いので、室温での放置を避け、低温管理などの手段によってその増殖を抑制することが最も効果的な予防対策となる。またヒスタミンは調理加熱程度の温度では分解されないので、加工に用いる場合でも生食の場合と同等の鮮度管理が必要である。

表17. アレルギー様食中毒の症状と発現率

症状	患者数（人）	発現率（％）	症状	患者数（人）	発現率（％）
頭痛	132	73.3	発熱（38℃）	19	10.6
紅潮	111	61.6	じんま疹	11	6.1
腹痛	69	38.3	嘔吐	9	5.0
倦怠感	32	17.7	悪寒	5	2.8
眼症状	25	13.9	脱力感	5	2.8
下痢	24	13.3	曖気	4	2.2
吐き気	23	12.8	臥床	2	1.1
発熱（37℃）	9	5.0	その他	3	1.7

1997年高知県での事例

表18. 水産物の主なヒスタミン生成菌とその増殖特性

菌種	増殖特性	
	温度（℃）(最低、至適、最高)	食塩（至適）
Morganella morganii（モルガン菌）	中温性 (10、37、43)	非好塩性 (0.5%以下)
Photobacterium damselae	中温性 (10、30～35、40)	好塩性 (2%)
Photobacterium phosphoreum	低温性 (0～2、20、25～30)	好塩性 (2%)

5　食品有害微生物の知識

> **Q 5-17**　食中毒の病因物質に関する記述である。正しいのはどれか。
> (1) カンピロバクターは5℃で増殖する。
> (2) エルシニア・エンテロコリチカは微好気性である。
> (3) ウエルシュ菌食中毒には嘔吐型と下痢型がある。
> (4) ボツリヌス菌の毒素は80℃・30分加熱で不活化される。
> (5) セレウス菌の芽胞は100℃・30分の加熱で死滅する。

正解　(4)

解説　第18回（平成16年）管理栄養士国家試験問題である。

(1) カンピロバクターの増殖温度域は30～45℃で、最適温度は42～43℃である。室温では死滅しやすいが、冷蔵や凍結状態では長期間生存する。その他の増殖特性をあげると、微好気性（酸素3～15％でよく増殖する）、増殖pH域は5.5～8.0、乾燥に弱く、耐塩性も低く、食塩濃度1.5％以下でしか増殖しない。5℃程度の低温で増殖できる食中毒菌には、エルシニア・エンテロコリチカ、リステリア・モノサイトゲネス、エロモナス、ボツリヌスE型菌がある。

(2) エルシニア・エンテロコリチカは腸内細菌科に属し、通性嫌気性である。わが国での食中毒事例は年に1件以下とまれであるが、これまでに患者数100名以上のものが9件知られている。増殖温度域は0～44℃（至適28～29℃）で、冷蔵庫でも増殖するので注意する必要がある。

(3) ウエルシュ菌食中毒は食品中で増殖した大量のウエルシュ菌を摂取して腸炎を起こす食中毒で、主な症状は激しい水様性下痢と腹痛であり、嘔吐、発熱、頭痛はみられない。

ウエルシュ菌食中毒の潜伏期は8～24時間である。潜伏期が長いのは、本菌が小腸内で胞子を形成して毒素を産生するまでに時間を要するためである。本食中毒の主因は、本菌が腸管内で胞子形成をする際に産生されるエンテロトキシンであることから、この食中毒は毒素型として扱われ、ブドウ球菌食中毒（食品内毒素産生型）とは区別して生体内毒素産生型と呼ばれる。

嘔吐型と下痢型に分類される食中毒菌はセレウス菌であり、嘔吐型食中毒の特徴は黄色ブドウ球菌に、下痢型食中毒はウエルシュ菌に似ている。

(4) ボツリヌス毒素は易熱性で、80℃・20分、100℃・1～2分の加熱で不活性化される。

(5) セレウス菌の芽胞の熱抵抗性は95℃でのD値が1.2～36.2分、100℃でのD値が1.2～8.0分であり、100℃・30分の加熱では死滅しない菌株もある。

参考のため、食中毒細菌の熱死滅条件を**表19**に示す。

表19. 主な食中毒細菌の熱死滅条件

菌　種	熱死滅条件	
	温度（℃）	D値（分）
Aeromonas hydrophia	48	3.5～6.6
Bacillus cereus	100	0.8～14
Campylobacter jejuni	55	0.74～1.0
Clostridium botulinum A	110	1.6～4.4
〃　　　　E	77～80	0.6～4.3
C. perfringens	100	0.3～17
Escheria coli	60	0.3～3.6
Listeria monocytogenes	62	0.1～0.4
Salmonella Typhimurium	55	10
Shigella dystenteriae	60	5*
Staphylococcus aureus	60	0.4～2.5
Streptococcus faecalis	60	30～60*
Vibrio cholerae	56	15*
V. parahaemolyticus	60	15*
Yersinia enterocolitica	62.8	0.24～0.96

＊死滅条件

5　食品有害微生物の知識

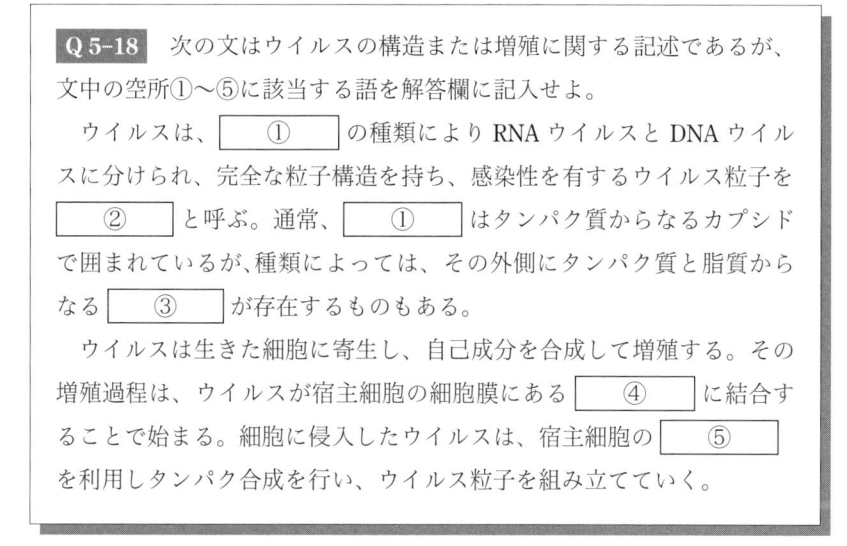

> **Q 5-18**　次の文はウイルスの構造または増殖に関する記述であるが、文中の空所①〜⑤に該当する語を解答欄に記入せよ。
>
> 　ウイルスは、[　①　]の種類によりRNAウイルスとDNAウイルスに分けられ、完全な粒子構造を持ち、感染性を有するウイルス粒子を[　②　]と呼ぶ。通常、[　①　]はタンパク質からなるカプシドで囲まれているが、種類によっては、その外側にタンパク質と脂質からなる[　③　]が存在するものもある。
>
> 　ウイルスは生きた細胞に寄生し、自己成分を合成して増殖する。その増殖過程は、ウイルスが宿主細胞の細胞膜にある[　④　]に結合することで始まる。細胞に侵入したウイルスは、宿主細胞の[　⑤　]を利用しタンパク合成を行い、ウイルス粒子を組み立てていく。

正解　① 核酸　② 病原性ウイルス（またはビルレントウイルス、毒性ウイルス）　③ エンベロープ（被膜）　④ レセプター　⑤ リボソーム

解説　平成17年東京都採用試験（衛生監視）専門問題の一部である。
　ウイルスは細菌や酵母などの微生物とは異なり、細胞の形態をとらず、細胞壁や細胞膜、細胞質などの構造体を持たない。ウイルスは遺伝子の核酸（DNAかRNAのいずれか一方）を中心として、その周囲がタンパク質の殻（カプシド；capsid）で囲まれた構造をしており、種類によっては、さらにその外側を脂質と糖タンパク質からなる被膜（エンベロープ；envelope）が包んでいる。偏性細胞内寄生体で、他の生きた細胞に侵入してそのエネルギー産生系やタンパク合成系を利用して増殖する。
　大きさは20〜300nmであるので光学顕微鏡では見ることができず、電子顕微鏡でしか観察できない。
　従来、ウイルスは食中毒との関係で話題になることは少なかったが、近年ノロウイルスによる食中毒が増大するにつれ重要な原因微生物として注目されるようになった。2008（平成20）年のわが国の食中毒発生状況では、事件数で2位（303件）、患者数で1位（11,618名）であった。

> **Q 5-19** 腸炎ビブリオによる食中毒に関する記述である。正しいのはどれか。
> (1) 原因細菌は海水に常在する。
> (2) 原因細菌は耐熱性である。
> (3) 原因細菌はグラム陽性球菌である。
> (4) 致死率が高い。
> (5) 淡水産魚類が主な原因食品である。

正解 (1)

解説 第19回（平成17年）管理栄養士国家試験問題である。

(2)～(5)の記述は明らかに間違いであるので、正解は(1)ということになるが、腸炎ビブリオは冬季の海水や夏でも沖合海水からはほとんど検出されないので、この文章だけを見ると受験生は解答に迷うかもしれない。(1)は「原因細菌は夏季の沿岸海水に常在する」のような文章のほうが適当であろう。

なお、腸炎ビブリオは易熱性で、60℃、10分以内で死滅する。運動性のグラム陰性桿菌で、2～3％の食塩添加培地でよく増殖する低度好塩細菌である。増殖温度域は10～43℃。

本食中毒の潜伏期はふつう8～12時間、主な症状は下痢と腹痛、嘔吐で、37～38℃台の発熱がみられる。下痢は必発症状で水様性のものが多く、血便が混じることがあり、赤痢と誤診されることもある。重症な場合には本菌の病因因子である耐熱性溶血毒の心臓毒性によって突然死することもあるが、一般に経過は良好で、発生件数に比較して死者は少ない。

原因食品はイカ、タコ、アジなど近海産魚介類の刺身、すし、たたきなどによるものが多いが、そのほかに魚のてんぷらやフライ、塩焼きなどによるものも多い。また、生の魚介類を扱った調理器具、食器、手指などを介しての二次汚染によるものも多く、炒り卵や卵焼きなども原因食品となりやすい。一般にpH5.8以上で食塩を1～3％程度含む食品でよく増殖し、酢の物では死滅する。

5 食品有害微生物の知識

Q 5-20 次の文章は食中毒にかかった患者4人からの聞き取りメモである。どのような食中毒にかかったと思われるか。また、このメモには患者がそれぞれ誤解していたと思われる点も書かれているが、それはどのようなことか。

Aさん：スーパーで買ってきたサバを味噌煮にして夕食に食べた。十分に煮てすぐに食べたのに、しばらくすると顔が赤くなり、手足やおなかにじんましんが出た。病院に行こうかと迷っている間に治ってきた。

Bさん：友人と二人で飲み屋に行き、生ガキを食べた。すると友人は3日後に、自分は2日後に激しい下痢をし、吐き気、腹痛、頭痛などの症状が現れた。冬だと思って鮮度のことをあまり気にしなかったのがいけなかったかもしれない。その後、数日で回復した。

Cさん：スーパーで真空包装の惣菜を買ってきた。丈夫なポリ袋に入っており、ピンホールもなく真空包装なので安心して封をしたまま台所の棚にしまっておいた。2日後に開封してそのまま家族で食べた。その数日後、全員にめまいや頭痛、嚥下困難、言語障害、麻痺症状が見られた。医者による手当ての結果、幸い全員回復した。

Dさん：お母さんが昼食用に作ってくれたおにぎりを食べ残したので、家に持って帰って夕方に食べた。お母さんは前日に包丁で指を切ったためバンソウコウをしており、また当日は暑い日だったので心配に思い、食べる前に電子レンジで加熱したので大丈夫と思っていたのだが、夜に吐き気がし、激しく嘔吐した。

正解 Aはアレルギー様食中毒（ヒスタミン中毒）　Bはノロウイルス食中毒　Cはボツリヌス食中毒　Dはブドウ球菌食中毒

患者が思い違いをしている点は以下の通り。

A：十分に煮てすぐに食べたので大丈夫と思っている点。
B：冬なので大丈夫と思った点、また鮮度が重要と思っている点。
C：真空包装なので常温保存でも大丈夫と思っている点。
D：電子レンジで加熱殺菌すれば大丈夫と思っている点。

解説 Aのアレルギー様食中毒は、鮮度低下した赤身魚で起こりやすい食中毒である。原因物質のヒスタミンは通常の加熱では破壊されないので、ヒスタミン生成菌の付着を防ぐとともに、低温管理などによって増殖しないようにすることが重要である。

Bはカキに蓄積されたノロウイルスによるもので、冬に多い食中毒である。手指などからの接触感染による事例も多い。また少ない数でも発症し、カキの中で増殖しないので、鮮度の良し悪し（時間経過）は直接関係しない。

Cはボツリヌス中毒。真空包装はレトルトパウチと混同されやすいが、殺菌されているわけではないので、菌は生き残っており、とくに嫌気性菌は増殖しやすい。低温貯蔵が必要である。毒素が生成されていても、食べる前に加熱すれば食中毒は回避されたかもしれない。

Dの場合、お母さんの指は黄色ブドウ球菌で汚染されていた可能性がある。黄色ブドウ球菌自身は通常の加熱で死滅するが、その毒素（エンテロトキシン）は失活しないことに注意すべきである。ブドウ球菌食中毒の原因食品の統計を図12に示しておく。

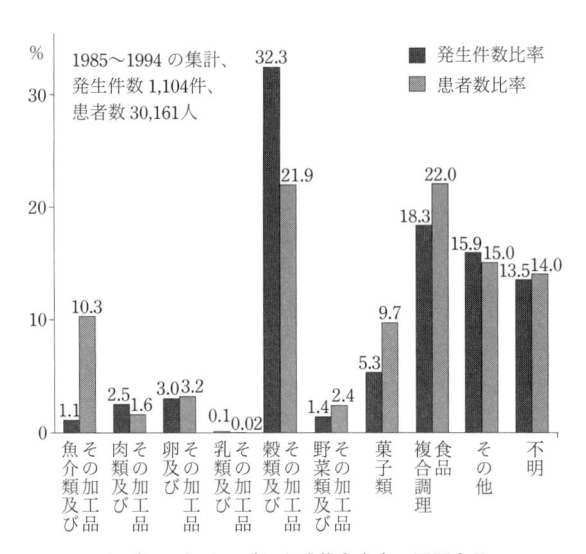

図12. わが国におけるブドウ球菌食中毒の原因食品（小田）

Q 5-21 食中毒に関する記述として最も適当なものを、次の①〜⑥のうちから1つ選べ。

① 新鮮な食品だけを食べていれば、細菌が原因となる食中毒になることはない。
② 魚介類、豚肉による食中毒は、原因となる細菌も感染経路も同じである。
③ 調理器具に付着している菌が多量でなければ、食中毒の原因になることはない。
④ 加熱によって調理器具や食品中の菌を死滅させても、食中毒が起きることがある。
⑤ 食中毒は、細菌が繁殖しやすい夏に多いので、細菌が繁殖しにくい冬には、手指の傷を気にせずに調理しても、食中毒になることはない。
⑥ 大腸菌はヒトの腸内にも存在するので、食中毒の原因になることはない。

正解 ④

解説 平成18年センター入試の生物IAの問題の一部である。

① 食品の腐敗が感知される菌数は大まかに $10^7/g$ 以上であるが、食中毒の発症菌量ははるかに少ないことが多いので、新鮮な食品でも食中毒は起こる。

② 魚介類と陸上動物では、生息環境(温度や塩分濃度、pHなど)が異なるので、当然そこに付いている細菌の種類も異なる。二次汚染がない場合、腸炎ビブリオ食中毒は豚肉では起こらないし、魚介類でサルモネラ食中毒は起こらないと考えてよい。

③ リステリアやO157、ノロウイルスのように少量の付着菌数でも起こりうる食中毒があり、少量で発症しない菌種でも、長時間放置により食品中菌が増えれば食中毒になる。

④ 黄色ブドウ球菌のように食品中で毒素が作られてしまった場合には、その後殺菌しても毒素は残る（**図 13** 参照）ので食中毒が起こる。アレルギー様食中毒の場合も、細菌によっていったん作られたヒスタミンは加熱によって破壊されないので、食中毒は起こる。

⑤ 手指の傷から黄色ブドウ球菌が食品に付着し、その後増殖すれば食中毒の原因になる。

⑥ 一般の大腸菌は食中毒の原因にはならないが、O157 をはじめ病原大腸菌は食中毒を起こす。

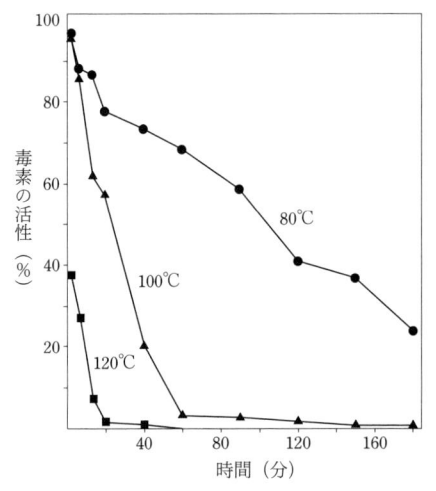

図 13. ブドウ球菌毒素（エンテロトキシン C）の熱抵抗性（Tibana ら）

5 食品有害微生物の知識

Q 5-22 食中毒の原因となる細菌の組合せとして最も適当なものを、次の①〜⑥のうちから1つ選べ。

① ジフテリア菌、黄色ブドウ球菌、サルモネラ菌
② 黄色ブドウ球菌、結核菌、ボツリヌス菌
③ ジフテリア菌、ボツリヌス菌、サルモネラ菌
④ 赤痢菌、結核菌、コレラ菌
⑤ ジフテリア菌、赤痢菌、コレラ菌
⑥ 黄色ブドウ球菌、ボツリヌス菌、サルモネラ菌

正解 ⑥

解説 これも平成18年センター入試の生物IAの問題の一部である。赤痢菌やコレラ菌も食品が原因となった場合には食中毒として扱われるが、これらは従来「伝染病菌」として扱われていた病原菌である。食中毒菌だけの組合せは⑥である。

わが国で行政的に食中毒微生物として取り扱われている微生物を**表20**に示す。それぞれの学名については、Q 5-43 の表27を参考にされたい。

表20. わが国の行政上の食中毒微生物（食中毒細菌、ウイルス、原虫）

食中毒細菌	サルモネラ属菌、ブドウ球菌、ボツリヌス菌、腸炎ビブリオ、腸管出血性大腸菌、その他の病原大腸菌、ウエルシュ菌、セレウス菌、エルシニア・エンテロコリチカ、カンピロバクター・ジェジュニ／コリ、ナグビブリオ、コレラ菌、赤痢菌、腸チフス菌、パラチフスA菌、その他の細菌（エロモナス・ヒドロフィラ／ソブリア、プレシオモナス・シゲロイデス、ビブリオ・フルビアリス、リステリア・モノサイトゲネスなど）
ウイルス	ノロウイルス、その他のウイルス（A型肝炎ウイルスなど）
その他	クリプトスポリジウム、サイクロスポーラなど

Q 5-23 細菌類や菌類などの微生物には、ヒトに害を及ぼすものが多く存在する。ア食中毒が起こる場合もその原因の多くは微生物である。食中毒を防ぐため、昔から食物を保存するいろいろな方法が用いられている。食物を加熱して微生物を死滅させたり、逆にイ低温保存して病原微生物の増殖を抑えたりすることはその例である。また、乾燥により、微生物の増殖に必要な水分を除いたり、ウ高濃度の食塩や糖などの溶液にさらして微生物細胞内の水分を外に出し、その増殖を抑えたりする方法も食品保存によく利用されている。エ発酵食品の中には、微生物の生産物を利用して腐敗を防ぎ、保存性を高くしているものもある。

問1 下線部アに関して、食中毒の原因となるサルモネラ菌、腸炎ビブリオ菌、ブドウ状球菌とかかわりの深いものの組合せはどれか。最も適当なものを、次の①〜⑤のうちから1つ選べ。

	サルモネラ菌	腸炎ビブリオ菌	ブドウ状球菌
①	野菜類	傷、ニキビ	穀物
②	海産物	穀物	野菜類
③	傷、ニキビ	海産物	肉類
④	肉類	穀物	傷、ニキビ
⑤	肉類	海産物	傷、ニキビ

問2 食中毒に関する記述として、誤っているものはどれか。次の①〜④のうちから1つ選べ。

① 新鮮な食品だけを食べていても、微生物が原因となって食中毒になることがある。
② 食中毒時の下痢により、病原体が体外に出されて食中毒の感染原因となることがある。
③ 加熱により食品中の微生物を死滅させても、微生物が生産した毒素により食中毒を起こすことがある。
④ 調理器具に微生物が付着しても、微量なので食中毒の原因になることはない。

問3 下線部イに関して、食中毒の原因となるある病原菌が、食物中

で 37℃ では 2 時間に 1 回分裂していたが、10℃ では 12 時間に 1 回しか分裂しなかった。この食物を 37℃ に 24 時間保存しておいた場合に比べ、病原菌の数は約何倍になるか。最も適当な値を、次の①〜⑤のうちから 1 つ選べ。

① 6 倍　② 100 倍　③ 250 倍　④ 500 倍　⑤ 1000 倍

問 4　下線部ウの方法を利用している食品はどれか。最も適当なものを、次の①〜⑤のうちから 1 つ選べ。

① 缶詰　② こんにゃく　③ チーズ　④ ジャム　⑤ 干しぶどう

問 5　下線部エに関して、微生物の生成する物質が腐敗防止に役立っている食品はどれか。最も適当なものを、次の①〜⑤のうちから 1 つ選べ。

① ようかん　② バター　③ ヨーグルト　④ パン　⑤ 豆腐

正解　問 1　⑤　　問 2　④　　問 3　⑤　　問 4　④　　問 5　③

解説　平成 18 年センター入試の生物 IA（追試）の問題の一部である。

問 1　サルモネラは肉類や卵が原因食品となる。腸炎ビブリオは魚介類が原因で夏季に起こる。ブドウ球菌は皮膚の化膿巣やニキビなどから汚染しやすい。

問 2　① 腐敗した食品には少なくとも 10^7/g 程度の細菌がおり、見かけも悪くなっているが、食中毒は腐敗とは関係なく特定の原因菌の付着した食品で起こる。発症に必要な菌数も腐敗の場合よりも少ないことが多い。ノロウイルスや O157、リステリアなどでは 100〜1,000/ヒト程度の菌数で発症する場合もあり、まったく新鮮な食品でも食中毒の原因となる。

② ノロウイルスのような場合には、室内に飛散した患者の嘔吐物（エアゾール）や、ドアノブの汚染なども食中毒の原因となる。

③ ブドウ球菌の毒素やヒスタミンが、この例である。

問 3　この病原菌は 24 時間に、10℃ では 2 回、37℃ では 12 回分裂する。はじめに 1 個いた場合、10℃ では 4 個に、37℃ では 2^{12} 個（4,048 個）とな

る。

　問 4　④のジャムが最も適当である。干しぶどうも水分活性を低下させて微生物の増殖を阻止して保存性を高めた食べ物と考えることができる。

　問 5　微生物の生産物を利用して腐敗を防いでいる食品には、ヨーグルトや乳酸菌飲料のほか、漬物、なれずし（ふなずし、いずしなど）、魚のぬか漬けなどがあり、これらは主に乳酸菌の生産する乳酸によってpHを低下させることで保存性が高まっている。味噌や醤油の醸造過程、清酒の酛（もと）づくり工程においても乳酸菌によって雑菌の増殖を防いでいる。

Q 5-24 次の図1〜4は近年わが国で発生件数の多い4種の食中毒原因微生物について、2000〜2004年における月別発生件数を示したものである。それぞれに該当する微生物名を下記の①〜④のうちから選べ。

① サルモネラ属菌　② 腸炎ビブリオ　③ カンピロバクター
④ ノロウイルス

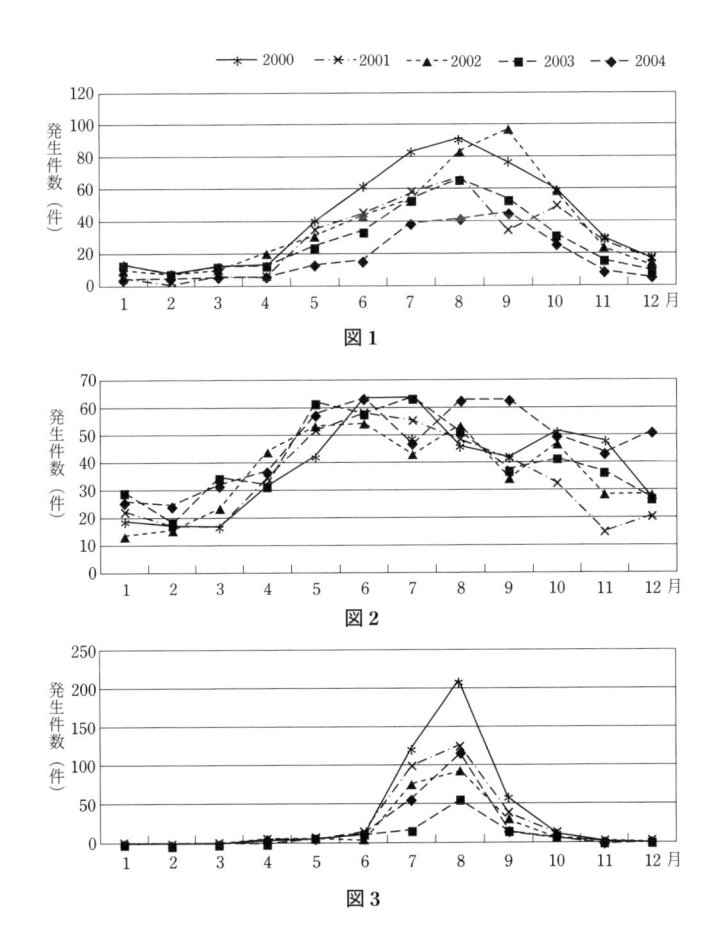

図1

図2

図3

96　　　　　　　　　　　5　食品有害微生物の知識

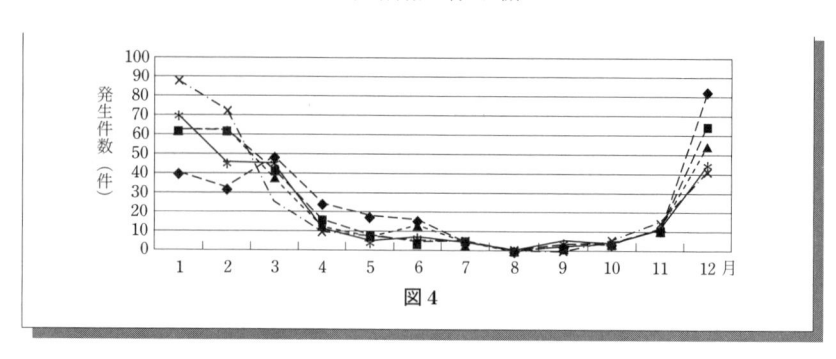

図4

正解　図1 ①　　図2 ③　　図3 ②　　図4 ④

解説　冬場に多い図4はノロウイルスである。逆に夏場、特に7〜9月に集中的に発生が見られる図3は腸炎ビブリオである。これは腸炎ビブリオがこの時期の沿岸海域に分布するためである。

　図1と図2は区別が難しいが、サルモネラは2000年以降減少傾向（2002年はやや増加）にあるのに対し、カンピロバクターはこの間増加傾向にあり、また、カンピロバクターのほうが比較的冬場にも発生が見られることなどから、図2が③、図1が①である（**図14**参照）。

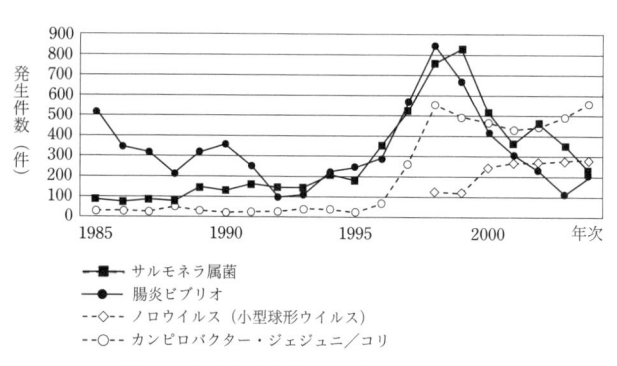

図14．食中毒事件数の年次推移（厚生労働省）

5　食品有害微生物の知識

Q 5-25　食品のグループごとに関係深い食中毒微生物をまとめた次の表の①〜④に最も適した食品を下記の語群ア〜エの中から1つずつ選べ。

【語群】　ア：鶏卵　イ：缶詰・瓶詰・真空包装食品　ウ：魚介類　エ：二枚貝

食品（原材料および加工品）と関係の深い食中毒微生物

食　品	微　生　物
牛肉	腸管出血性大腸菌、サルモネラ、黄色ブドウ球菌、ウエルシュ菌、カンピロバクター、エルシニア、リステリア（伝達性プリオン）
豚肉	サルモネラ、エルシニア、黄色ブドウ球菌、腸管出血性大腸菌、リステリア、カンピロバクター、ウエルシュ菌
鶏肉	サルモネラ、カンピロバクター、黄色ブドウ球菌、リステリア、ウエルシュ菌、腸管出血性大腸菌
家畜・家きんの内臓肉	多くの病原菌
①	サルモネラ、黄色ブドウ球菌
食肉製品	腸管出血性大腸菌、サルモネラ、リステリア、黄色ブドウ球菌
乳・乳製品	リステリア、サルモネラ、黄色ブドウ球菌
②	病原ビブリオ（腸炎ビブリオ、V. vulnificus など）、サルモネラ、ヒスタミン生成菌、ボツリヌス菌、ウエルシュ菌
③	病原ビブリオ（腸炎ビブリオ、V. vulnificus など）、ノロウイルス、A型肝炎ウイルス、サルモネラ
魚肉練り製品	サルモネラ、ボツリヌス菌、ウエルシュ菌
乾燥品 　肉類 　魚介類 　乾燥液卵 　粉乳、脱脂粉乳	 O157、サルモネラ、ウエルシュ菌、黄色ブドウ球菌 サルモネラ、ヒスタミン生成菌 サルモネラ、黄色ブドウ球菌 黄色ブドウ球菌、サルモネラ
④	ボツリヌス菌、ウエルシュ菌
スープ類	ウエルシュ菌、セレウス菌
香辛料	有芽胞細菌（ボツリヌス菌、ウエルシュ菌、セレウス菌）
野菜	腸管出血性大腸菌、サルモネラ、（病原血清型大腸菌）、リステリア
もやし類	腸管出血性大腸菌、サルモネラ、（病原血清型大腸菌）、リステリア
豆類	サルモネラ、セレウス菌
穀類	セレウス菌、サルモネラ
弁当、惣菜	多くの病原菌
果物	サルモネラ、リステリア、腸管出血性大腸菌
用水	サルモネラ、カンピロバクター、エルシニア、腸管出血性大腸菌、毒素原性大腸菌、組織侵入性大腸菌、リステリア

伊藤武（月刊HACCP、2003年）の表を一部改変

正解 ① ア　② ウ　③ エ　④ イ

解説　食中毒微生物はその生息環境が様々であるが、食品ごとに汚染されやすい微生物の種類が決まるため、どのような微生物によって食中毒が起こりやすいかをある程度想定することが可能である。食品ごとにどのような微生物が関係深いかを事前に把握しておくことは、食品の微生物対策を考える上できわめて重要なことである。

　食肉類や卵とそれらの加工品には、動物、特に腸管由来のサルモネラ、病原大腸菌、カンピロバクター、ウエルシュ菌などの微生物汚染がみられるが、このうち、卵にはサルモネラが、牛肉には腸管出血性大腸菌が、また鶏肉にはカンピロバクターがとくに関係している。

　野菜や穀類、香辛料には、土壌由来のセレウス菌やウエルシュ菌のほか、サルモネラなどが分布する。

　魚介類には、好塩性（海洋性）の腸炎ビブリオやヒスタミン生成菌が関係している。また、貝類には腸炎ビブリオのほかノロウイルスが関係する。

　食中毒微生物の種類は食品の加工・包装形態によっても異なる。例えば、加熱食品では耐熱性胞子を持つセレウス菌や、ウエルシュ菌、ボツリヌス菌などが生き残るが、包装食品では、そのうち嫌気性のボツリヌス菌やウエルシュ菌が増殖する。冷蔵庫に長期保存した食品では、低温増殖性のボツリヌスE型菌（包装食品）やリステリア、エルシニア、エロモナスが問題となる。

　製造・調理のときに手で触れるおにぎりやケーキ、弁当類には黄色ブドウ球菌が付着しやすい。

5 食品有害微生物の知識

Q 5-26 消化器系感染症についての記述である。正しいのはどれか。
(1) コレラは、セレウス菌の感染によって起こる。
(2) 赤痢の潜伏期は、黄色ブドウ球菌食中毒より短い。
(3) 腸チフスの症状は、高熱を伴うのが特徴である。
(4) パラチフスの症状は、腸チフスより重症である。
(5) 大腸菌群によって汚染されている食品を摂取しても、消化器系感染症は起こらない。

正解 (3)

解説 第20回（平成18年）管理栄養士国家試験問題である。

(1) コレラを起こすのはコレラ菌（*Vibrio cholerae* O1およびO139のコレラ毒素産生株）で、激しい水様性下痢を起こす。潜伏期間は通常6時間～5日間。

(2) 赤痢は赤痢菌（*Shigella*）によって起こる。症状は全身倦怠感、発熱、水様性下痢、腹痛、血便など。潜伏期間は通常1～7日間。

(3) 腸チフスはチフス菌（*Salmonella* Typhi）によって、パラチフスはパラチフスA菌（*Salmonella* Paratyphi A）によって起こる。ともに持続性高熱が主な症状。

(4) パラチフスの症状は腸チフスに似ているが、軽症である。

(5) 大腸菌群は本来、コレラや赤痢など消化器系感染症原因菌汚染の指標菌として用いられた。したがって、大腸菌群によって汚染されている食品を摂取した場合、消化器系感染症になる可能性がある。

Q 5-27 次の表はいくつかの食中毒微生物について、その分布・感染源、食品との関係、微生物の特徴などについてまとめたものである。①〜④に最もふさわしい微生物名を書け。

主な食中毒微生物の分布、感染源、原因食品、特徴など

食中毒微生物	主な分布・感染源	食品との関係	微生物の特徴など
①	ヒト、動物の皮膚、粘膜	特に手指からおにぎり、弁当などへの汚染。	毒素型食中毒。通常の調理加熱では菌は死滅するが毒素は失活しない。
②	魚介類、土壌	缶詰、レトルト食品、日本では「いずし」によるものが多い。	嫌気性。胞子形成。毒素型食中毒。死亡率が高い。通常の調理加熱では毒素は失活するが胞子は生残する。
③	土壌、河川水、下水、家畜、食肉	チーズ、生ハム、野菜、魚卵などready-to-eat食品に注意。	0〜45℃で増殖できる。少菌量でも発症しやすく、死亡率が高い。
④	二枚貝、ヒト	特にカキの生食に注意。嘔吐物からの感染もある。	発生は冬季に多い。少量の感染で発症。

正解 ① 黄色ブドウ球菌（または *Staphylococcus aureus*）
② ボツリヌス菌（*Clostridium botulinum*）
③ リステリア（*Listeria monocytogenes*）
④ ノロウイルス（*Norovirus*）

解説 食品の微生物対策には、Q 5-25 で取り上げた食品ごとの微生物分布のほか、微生物ごとの特性を知っておくことも必要である。

参考のため、次頁の表21に主な食中毒微生物の概要（問題中の微生物も再掲）をまとめておく。この中で微生物対策上の要点をあげると、以下の通りである。サルモネラや腸炎ビブリオ、大腸菌など、胞子を持たない細菌は普通の調理加熱（70〜75℃、1分間以上）で死滅するが、有胞子細菌であるボツリヌス菌の死滅には120℃4分相当の加熱が必要である。また、ボツリヌス菌の毒素は易熱性であるのに対し、黄色ブドウ球菌の毒素は耐熱性である。

感染型食中毒の原因菌の多くは発症に多量の菌数が必要であるので、低温管理による増殖防止が重要な対策になるが、中には腸管出血性大腸菌やリス

テリア、カンピロバクターのように少量の菌数によって発症するものがあり、これらは食品への付着をなくすことが重要となる。ノロウイルスも少量感染で発症するといわれている。

多くの細菌は食塩10%では増殖が阻止されるが、黄色ブドウ球菌は耐塩性であり15%以上でも増殖する。

食中毒細菌の多くは好気性または通性嫌気性であるが、ボツリヌス菌とウエルシュ菌は嫌気性であり、酸素の存在下ではほとんど増殖できない。カンピロバクターは酸素3〜15%存在下で増殖する微好気性細菌である。

多くの食中毒細菌は食塩無添加で最もよく増殖し、食塩5〜10%以上になると増殖できない非好塩性細菌であるが、腸炎ビブリオは食塩存在下でのみ増殖可能な好塩性細菌である。

表21. 主な食中毒微生物の分布、感染源、原因食品、特徴など

食中毒微生物	主な分布・感染源	食品との関係	微生物の特徴など
一般のサルモネラ (Salmonella)	家畜、家きん、ネズミ、魚介類、食肉、ケーキ	食肉、乳、卵、ウナギ、野菜、ケーキ	1988年までの主要血清型はネズミチフス菌 (S. Typhimurium)。
サルモネラ(ゲルトネル菌、S.Enteritidis)	家きん、ネズミ、魚介類、食肉、鶏卵	鶏卵とその加工品によるものが多い。	1989年以降の流行型。
ブドウ球菌 (Staphylococcus aureus)	ヒト、動物の皮膚、粘膜	特に手指からおにぎり、弁当などへの汚染。	毒素型食中毒。通常の調理加熱では菌は死滅するが毒素は失活しない。
ボツリヌス菌 (Clostridium botulinum)	魚介類、土壌	缶詰、レトルト食品、日本では「いずし」によるものが多い。	嫌気性。胞子形成。毒素型食中毒。死亡率が高い。通常の調理加熱では毒素は失活するが胞子は生残する。
腸炎ビブリオ (Vibrio parahaemolyticus)	海産魚介類、沿岸海水、汽水	寿司、刺身。夏季の魚介類の生食に注意。	好塩性。増殖速度が速い。真水や凍結には弱い。血清型O3K6が主流。食中毒発生は夏季に多い。
腸管出血性大腸菌 (Escherichia coli)	家畜、家きん	ウシのふん便が主な汚染源。	血清型O157H7が主流。少菌量でも発症しやすい。
その他の病原大腸菌 (E. coli)	ヒト、動物のふん便、水、下水	ふん便に二次汚染された多様な食品。	腸管出血性大腸菌、腸管侵入性大腸菌、腸管毒素原性大腸菌、腸管付着性大腸菌がある。
ウエルシュ菌 (Clostridium perfringens)	家畜、家きん、ネズミ、魚介類、土壌、食肉	通常の加熱調理では生残する。大量調理したカレー・スープなどによることが多い。	嫌気性。胞子形成。腸管内で発芽時に毒素産生。
セレウス菌 (Bacillus cereus)	土壌、河川水、穀類	通常の加熱調理では生残する。日本では焼き飯、ピラフ、パスタなどによるものが多い。	嘔吐型(ブドウ球菌食中毒に類似)と下痢型(ウエルシュ菌食中毒に類似)がある。日本では嘔吐型が多い。
カンピロバクター (Campylobacter jejuni/coli)	家畜、家きん、ネズミ、食肉	特に鶏肉、焼鳥に注意。	微好気性。少菌量でも発症しやすい。
リステリア (Listeria monocytogenes)	土壌、河川水、下水、家畜、食肉	チーズ、生ハム、野菜、魚卵などready-to-eat食品に注意。	0〜45℃で増殖できる。少菌量でも発症しやすく、死亡率が高い。
ヒスタミン生成菌	ヒト、動物のふん便、海水	魚介類とその加工品。	腸内細菌のモルガン菌 (Morganella morganii)のほか、海洋細菌(Photobacterium damselae、P. phosphoreum)などが関与する。
ノロウイルス	ヒト、二枚貝	特にカキの生食に注意。嘔吐物からの感染もある。	発生は冬季に多い。少量の感染で発症。

Q 5-28 細菌性食中毒に関する記述である。正しいのはどれか。
(1) ブドウ球菌の毒素は100℃30分の加熱で分解される。
(2) 潜伏期は感染型のほうが毒素型よりも短い。
(3) カンピロバクターは低温菌である。
(4) ボツリヌス菌は嫌気性菌である。
(5) 病原大腸菌は芽胞を形成する。

正解 (4)

解説 第19回（平成17年）管理栄養士国家試験問題である。
(1) ブドウ球菌の毒素は耐熱性が強く100℃130分、121℃36分、130℃14分でも完全に破壊されない（1/20に減少）ので、通常の加熱で不活性化することはまず不可能である。
(2) 感染型では消化管内への菌の侵入や増殖に伴って症状が現れるために時間がかかる。
(3) カンピロバクターの増殖温度域は約32～45℃で、25℃以下では増殖しない。したがって中温菌である。
(5) 大腸菌はグラム陰性菌で、胞子を形成しない。胞子を形成するのは*Bacillus*（納豆菌やセレウス菌、炭疽菌の仲間）と*Clostridium*（ボツリヌス菌やウエルシュ菌の仲間）である。

> **Q 5-29** 次の文はノロウイルスに関する記述であるが、文中の空所ア～オに該当する語を記入せよ。
>
> わが国でのノロウイルスによる食中毒が多い季節は ア である。主な原因食品は イ で、ウイルスに汚染された イ を生あるいは十分に加熱しないで食べることによって下痢などを起こす。また、ノロウイルスは少ないウイルス量でも感染するため、感染者の ウ や エ からも直接感染する。
>
> ノロウイルスは培養細胞を用いて増殖させることができないため、検査法には遺伝子を検出する オ 法が用いられる。

正解 ア:冬 イ:カキ ウ:糞便 エ:嘔吐物 オ:PCR

解説 平成18年度東京都衛生監視員採用試験問題である。

前にも述べたが、ノロウイルス食中毒はわが国では1998年より正式に微生物性食中毒としてとりあげられるようになった新しい食中毒であるが、検出法が確立されたこともあって報告数は近年急増している。2008（平成20）年の食中毒発生事件数は1,369件、患者数39,026名であったが、ノロウイルスによるものは303件（22.1%）、患者数は11,618名（29.8%）で、事件数では2位（1位はカンピロバクター、509件）、患者数では1位（2位はカンピロバクター、3,071名）であった。従来は小型球形ウイルス（small round structured virus；SRSV）と呼ばれていた。

このウイルスはヒトにのみ感染し、100個以下の少量でも発病することがあるが、他の動物などには感染しない。感染経路は、汚染食品によるものと感染者などからの二次感染に大別される。従来、原因食品として最も多いのが生カキまたは酢ガキであったが、最近は減少している。その他に飲料水（湧き水、井戸水など）、弁当、惣菜などが原因食品と考えられる例もある。二次感染はヒトから食品を介しての経路と、嘔吐物のエアゾール飛沫によるウイルスの直接感染、ヒトからヒトへの感染など（**図15**、次頁）が知られている。

食品を介した感染を防ぐには、原因食品となりやすい貝類の生食を避け、十分に加熱することが効果的である。ノロウイルスは60℃60分の加熱には耐えるが、71.1℃15秒相当以上の加熱で不活性化する。また、二次感染防止には手洗いやうがいが有効である。

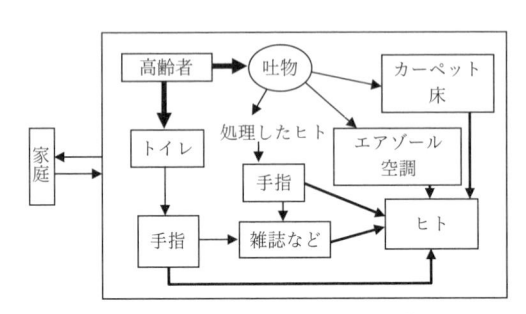

図 15.　高齢者施設でのヒトからヒトへの感染（伊藤）

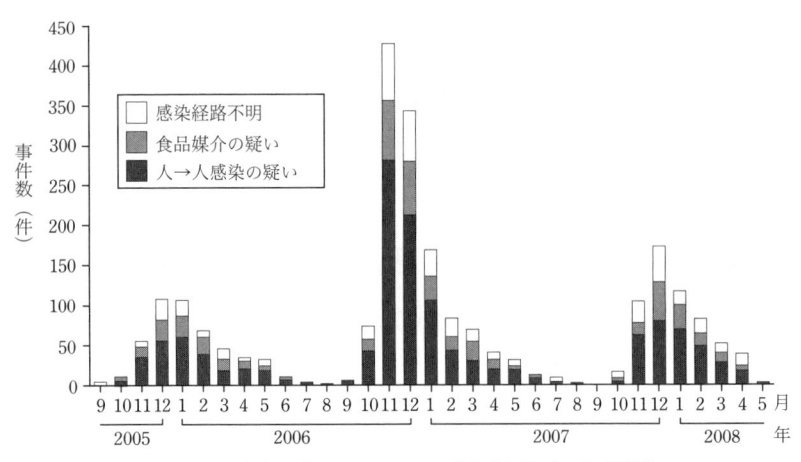

図 16.　感染経路別ノロウイルス感染集団発生の月別推移
（2005年9月〜2008年5月）（IASR）

5　食品有害微生物の知識

> **Q 5-30**　細菌の組合せとして正しいものはどれか。
> （ア）大腸菌、アスペルギルス
> （イ）クリプトスポリジウム、カンピロバクター
> （ウ）アニサキス、ブドウ球菌
> （エ）ビブリオ、リステリア
> （オ）ペニシリウム、サルモネラ

正解　（エ）

解説　平成18年度厚生労働省検疫所食品衛生監視員採用試験（専門試験）問題の一部である。

解答欄の語句のうち、細菌は大腸菌（*Escherichia coli*）、カンピロバクター（*Campylobacter*）、ブドウ球菌（*Staphylococcus*）、ビブリオ（*Vibrio*）、リステリア（*Listeria*）、サルモネラ（*Salmonella*）である。アスペルギルス（*Aspergillus*）はコウジカビで、その仲間にはアフラトキシンを作る *A. flavus* や酒類、味噌などの発酵に欠かせない *A. oryzae* がいる。ペニシリウム（*Penicillium*）はアオカビで、ペニシリンを作る *P. notatum* やカマンベールチーズの *P. camemberti*、ロックフォールチーズの *P. roquefortii* などがある。クリプトスポリジウムは、水道水などによる下痢症の原因となる原虫である。アニサキスは寄生虫である。

Q 5-31 下記の図は平成8〜17年の主な原因微生物別の食中毒発生状況を厚生労働省の食中毒統計をもとにまとめたものである。これについて説明した次の文章中の①〜⑦に当てはまる微生物名を下記の語群より選び、記号で答えよ。

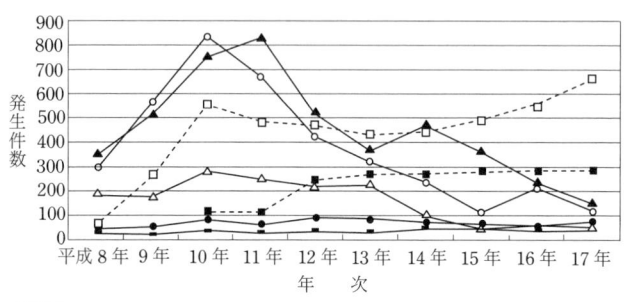

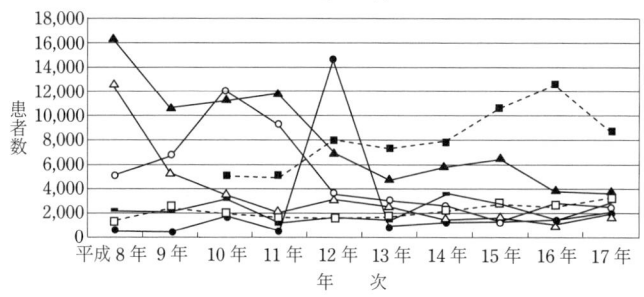

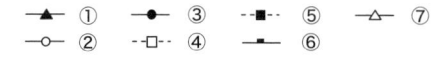

凡例：
- ▲ ①
- ○ ②
- ● ③
- □ ④
- ■ ⑤
- ― ⑥
- △ ⑦

(1) 長い間食中毒発生件数のトップであった①と②は、平成10〜11年以降急減した。

(2) ①は鶏卵や鶏肉、②は刺身やすしなどが原因食品になりやすい。

(3) かつては①、②とともに食中毒の御三家といわれた③の、平成8〜17年での発生件数は毎年100件以下である。しかし、平成12年には加工乳などの乳製品を原因とする患者数13,000名以上の大規模食中毒が発生した。

(4) 平成15〜17年、発生件数でのトップは④、2位は⑤である。一

方、患者数のトップは⑤である。④は事件数が多い割には患者数が少ない。⑤はその逆であるが、これは1件当たりの患者数が⑤では多いためである。

(5) ⑥はこの図の中では最も発生件数は少ないが、カレーやシチューなど、大量調理される食品での事故が多いため、1件当たりの患者数はO157を含む⑦よりは多い。

語群 ア）サルモネラ　イ）ブドウ球菌　ウ）腸炎ビブリオ　エ）病原大腸菌　オ）ウエルシュ菌　カ）カンピロバクター　キ）ノロウイルス

正解 ①ア）　②ウ）　③イ）　④カ）　⑤キ）　⑥オ）　⑦エ）

解説 わが国における食中毒発生状況は、とくに近年変動が激しいが、年間の発生件数は500〜3,000件ほどで、2.5〜4.5万人程度の患者が出ている。このうち、自然毒によるものは発生件数の5％、患者数で1％程度である。また化学性食中毒も発生件数の約0.5％、患者数の0.5％ほどであるが、微生物性食中毒は発生件数の約90％、患者数でも約90％を占める。

これらの微生物性食中毒は従来はサルモネラ、腸炎ビブリオ、ブドウ球菌などによるものが主であったが、最近は、図のように、腸炎ビブリオ、ブドウ球菌などは減少し、カンピロバクターによる食中毒が急増している。また、これまでわが国では見られなかった腸管出血性大腸菌やノロウイルスによる食中毒も発生しており、サルモネラ食中毒も従来とは異なる血清型によるものが増えている。また北海道でナチュラルチーズによるわが国初のリステリア食中毒（患者38名、死者0名）が2001（平成13）年に発生したことが確認されている。なお、リステリアについてはQ 5-33で詳しく取り上げてあるので、参考にされたい。

> **Q 5-32** 腸炎ビブリオに関する次の問①～③に答えよ。
> ① 腸炎ビブリオによる食中毒が発生する主な季節と原因食品をあげよ。
> ② 腸炎ビブリオによる食中毒の予防法を2つあげ、その理由をそれぞれ説明せよ。
> ③ 腸炎ビブリオと"神奈川現象"との関係について説明せよ。

解答例 ① 夏季（主に6～9月）に発生し、原因食品は生の魚介類（刺身や寿司）が多い。

② 1）漁獲後は低温貯蔵を守り、品温が上がらないようにする。

夏場の魚には腸炎ビブリオが付いている可能性が高いので、その増殖を避けるため、低温保持（10℃以下）することが重要である。また増殖速度が速いため、迅速な取り扱いをし、食卓に出された後もできるだけ室温に放置されないようにする。

2）二次汚染を避ける。

生の魚介類を扱ったまな板や包丁、ふきん、容器などからの二次汚染による食中毒も多く発生しているので、それを避けるため、魚介類に触れた器具や容器を、そのまま別の食品の調理や保管に用いないようにする。

③ 腸炎ビブリオには、ヒトやウサギの赤血球に溶血性を示すものと、そうでないものがある。前者は腸炎ビブリオの原因である耐熱性溶血毒の作用によるものであり、この溶血反応を「神奈川現象」と呼んでいる。患者由来の病原株は神奈川現象陽性を示すが、魚介類や海水からの分離株のほとんどが神奈川現象陰性である。

解説 平成18年度東京都衛生監視員採用試験問題である。

① 腸炎ビブリオ食中毒の発生しやすい季節は**図17**の通りで、海水温の高い7～9月に集中している。腸炎ビブリオ食中毒の発生要因は、原材料によるものが約30％、二次汚染によるものが約40％、長時間放置が約20％であった（1985～1989年）。腸炎ビブリオの汚染ルートと食中毒の起こり方に

② 腸炎ビブリオ食中毒の発症量は 10^6 以上と考えられている。一方、腸炎ビブリオの増殖は最適条件では 10 分以下であり、刺身に $10^2/g$ の腸炎ビブリオが付着している場合、2 時間後に $10^5/g$ になる。この刺身を 10g 食べれば食中毒になる可能性があるため、低温貯蔵をし、長時間放置を避けることが重要となる。

③ 耐熱性溶血毒（thermostable direct hemolysin；TDH）のほか、これと類似の TRH（TDH-related hemolysin）による場合もある。TRH は易熱性で、神奈川現象陰性である。

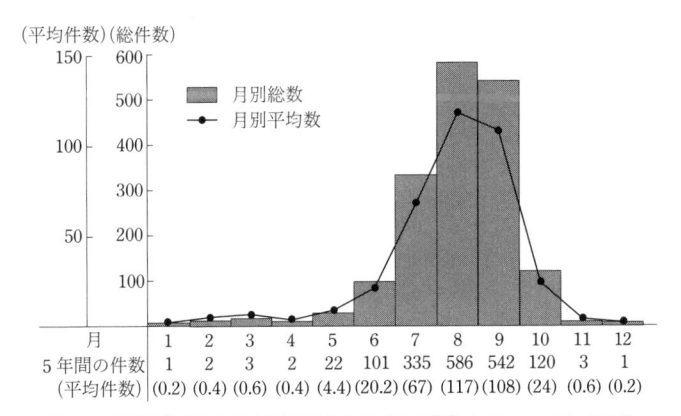

図 17. 腸炎ビブリオ食中毒の発生しやすい季節（1985〜1989）（河西）

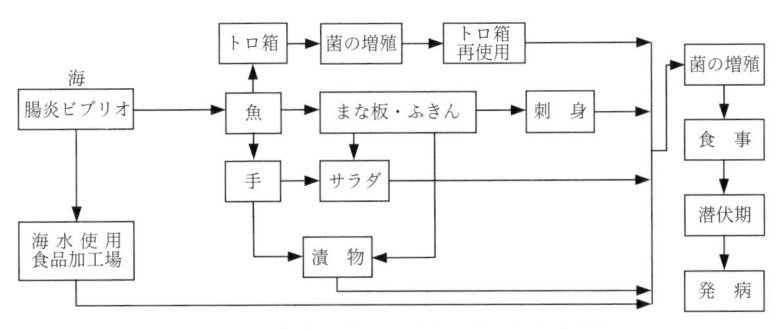

月	1	2	3	4	5	6	7	8	9	10	11	12
5 年間の件数	1	2	3	2	22	101	335	586	542	120	3	1
（平均件数）	(0.2)	(0.4)	(0.6)	(0.4)	(4.4)	(20.2)	(67)	(117)	(108)	(24)	(0.6)	(0.2)

図18. 腸炎ビブリオ食中毒の起こり方（河端）

Q 5-33 リステリアの説明文として正しいものを、下記の a)〜p) から選べ。

a) グラム陽性桿菌である。
b) グラム陽性球菌である。
c) グラム陰性桿菌である。
d) らせん菌である。
e) 胞子を有する。
f) 偏性嫌気性菌である。
g) 微好気性菌である。
h) −4℃〜45℃の広い温度域で増殖できる。
i) 30〜45℃で増殖し、25℃では増殖しない。
j) とくに夏季に食中毒を起こしやすい。
k) とくに冬季に食中毒を起こしやすい。
l) 卵が原因の食中毒事例が多い。
m) 魚介類が原因の食中毒事例が多い。
n) チーズや生ハム、生野菜、薫製品などによる事例が多い。
o) 1/2a、1/2b、4b など特定の血清型による事例が多い。
p) 近年は血清型 O3:K6 による事例が多い。

正解 a) h) n) o)

解説 リステリアは古くは動物に限定された病原菌と考えられており、ウシやヒツジの脳炎、ヒツジの流産、ニワトリの敗血症などを起こし、従来ヒトの感染症はまれであったが、最近は人畜共通の感染症菌と考えられている。ヒトにはいわゆる日和見感染し、とくに妊婦や乳幼児、老人、免疫機能の低下した病人などが感染すると、初期にはインフルエンザ様症状を起こし、その後髄膜炎、敗血症、流産死（妊婦）を起こす。致命率は 15〜30％と高いのが特徴である。

わが国ではヒトのリステリア症は毎年 40〜50 例と少ないが、米国では毎

年約2,500人が重度のリステリア症にかかり、約500人が死亡しているといわれている。

　食品を介したリステリア症は1981（昭和56）年に報告されて以来、欧米諸国を中心に次々と報告されている（**表22**、次頁）。最近の事例では、1998〜99（平成10〜11）年にかけて、米国オハイオ州などで、ハンバーグ、ホットドッグなどのready-to-eatの食肉製品を原因とする本食中毒で101人が発症し、21名が死亡している。このほかにも1992（平成4）年には豚タンのゼリー寄せにより、患者279名、死者85名という大規模な食中毒がフランスで起こっている。

　わが国ではこれまで、食品媒介性のリステリア症は北海道でのナチュラルチーズによる1例（2001（平成13）年）が確認されているのみであるが、本菌はわが国の食品中にも広く分布していることが知られている。

　リステリア菌はほ乳類だけでなく、鳥類、魚類、昆虫などほとんどの動物に分布することがわかっている。最近の調査では、ウシ（2〜69％）、ブタ（6〜47％）、ニワトリ（24〜87％）などにおける検出率が高く、乳、食肉、野菜およびそれらの加工品からも分離される。食品以外にも、土壌、河川水、下水、サイレージなど広範囲の環境中にも分布する。健康人の保菌率は0.5〜3％である。

　これまでわが国でのO157やサルモネラの流行が欧米より8〜10年程度遅れてみられていることを考えると、わが国においてもこの食中毒がいつ起こってもおかしくない状況であると考えるべきであろう。

　リステリアは7菌種に分類されるが、ヒトに感染症を起こすのは*Listeria monocytogenes*のみである。*L. monocytogenes*は大きさ0.4〜0.5×0.5〜2 μmのグラム陽性、胞子非形成の短桿菌である。通性嫌気性で、20〜25℃培養では数本の周毛性鞭毛で運動するが、37℃では鞭毛を形成しない。至適増殖温度は30〜37℃であるが、0〜45℃でも増殖可能であり、とくにその低温増殖能は食品衛生面で重要な特性である。pH4.5〜9.5の範囲で増殖でき、至適pHは7付近である。食塩耐性があり、10％食塩加ブイヨン中でも増殖できる。耐熱性はサルモネラよりも強く、60℃でのD値は2.6〜8.3分、70℃でのD値は0.7〜1.0分である。本菌の主要な病原因子として、リステリオ

表22. リステリアによる食中毒の主な集団発生例 (仲真)

食品区分	原因食品	患者数	死者数	血清型	発生国	発生年
乳・乳製品	殺菌乳	49	14	4b	アメリカ	1983
	ソフトタイプチーズ	122	34	4b	スイス	1983〜87
	ソフトタイプチーズ	142	48	4b	アメリカ	1985
	アイスクリーム、サラミ、チーズ	36	16	4b他	アメリカ	1986〜87
	青カビタイプなどのチーズ	23	6	4b	デンマーク	1989〜90
	チョコレートミルク	45	0	1/2b	アメリカ	1994
	ソフトタイプチーズ	33	4	4b	フランス	1995
	ソフトタイプチーズ	14	0	4b	フランス	1997
	バター	25	6	3a	フィンランド	1998〜99
	ソフトタイプチーズ	12	5	4b	アメリカ	2000〜01
	ソフト、セミハードタイプチーズ	38	0	1/2b	日本	2001
	ソフト、セミハードタイプチーズ	17	0		カナダ	2002
	チーズなどの乳製品	10以上	3	1/2b	スイス	2005
食肉加工品	ミートパテ	355	94	4b, 4bx	イギリス	1987〜89
	パテ、ミートスプレッド(食肉製品)	11	6	1/2a	オーストラリア	1990
	豚タンのゼリー寄せ	279	85	4b	フランス	1992
	豚タンのゼリー寄せ	26	7	4b	フランス	1999〜2000
	リーエット(豚肉調理品)	31	11	4b	フランス	1993
	ホットドッグなどの食肉製品	101	21	4b	アメリカ	1998〜99
	調理済み七面鳥	29	7	1/2a	アメリカ	2000
	調理済み七面鳥(スライス)	16	0	1/2a	アメリカ	2001
	調理済み七面鳥	63	7		アメリカ	2002
魚介類加工品	ムール貝の薫製	2	0		オーストラリア	1991
	ムール貝の薫製	4	0	1/2b	ニュージーランド	1992
	ニジマスの薫製	5	0	1/2a	フィンランド	1999
	ニジマス(gravad)	6〜9	2	4b	スウェーデン	1994〜95
	カニカマ	2	0	1/2b	カナダ	1996
サラダ	コールスロー(キャベツサラダ)	41	17	4b	カナダ	1981
	ライスサラダ	18	0	1/2b	イタリア	1993
	コーンサラダ	1,566	0	4b	イタリア	1997

シンと呼ばれる分子量58,000のタンパク性の溶血素が関与していると考えられている。

　リステリアは他の食中毒菌に比べてバイオフィルムを形成しやすいため、自然界や製造環境に長く存在しやすいといわれる。そのため乳や食肉、野菜などに付着している可能性があり、しかも10^3程度の菌数でも発症するといわれているので(**表23**参照)、生食をするものではとくに生産流通段階で

の衛生管理が重要である。本食中毒は冷蔵温度で取り扱われる ready-to-eat 食品での発生が多いが、これは本菌の低温増殖性が関係し、少量の汚染菌が低温貯蔵中に増殖し感染源となっている可能性が高いと思われる。汚染の可能性のある食品は冷蔵庫中に長期間置かないようにし、また貯蔵中の交差汚染にも注意が必要である。Ready-to-eat 食品で摂食前に加熱ができるものでは、74℃ 15 秒間以上の加熱で予防することができる。

なお、食中毒細菌の形態、グラム染色性、胞子の有無については Q 5-35 の解説で述べる。増殖に関する性質のうち、偏性嫌気性のものはボツリヌス菌とウエルシュ菌、微好気性のものはカンピロバクターである。また冷蔵庫温度（例えば 5℃）でも増殖できるのは、リステリアのほかボツリヌス E 型菌、エルシニア・エンテロコリチカである。逆に、カンピロバクターは 30℃ 以下では増殖できない。

表 23. 主な食中毒細菌の発症菌量

菌　種	発症菌量
腸炎ビブリオ	$10^6 \sim 10^9$/ヒト
黄色ブドウ球菌	$10^5 \sim 10^6$/g
サルモネラ	$1 \sim 10^9$/ヒト
	（一般には $10^2 \sim 10^5$/ヒト）
カンピロバクター	$> 5 \times 10^2$/ヒト
病原大腸菌	$10^6 \sim 10^{10}$/ヒト
病原大腸菌（O157：H7）	$10^1 \sim 10^2$/ヒト
ウエルシュ菌	$10^6 \sim 10^{11}$/ヒト
ボツリヌス菌	3×10^2/ヒト
セレウス菌	$10^5 \sim 10^{11}$/ヒト
リステリア	$> 10^3 \sim 10^5$/ヒト
赤痢菌	一般には $10^1 \sim 10^2$/ヒト
コレラ菌	10^3/ヒト

> **Q 5-34** 以下は微生物性食中毒に関する記述である。正しいのはどれか。
>
> (1) 腸炎ビブリオの感染源は、淡水魚である。
> (2) ブドウ球菌食中毒の主な症状は、神経麻痺である。
> (3) カンピロバクター食中毒の原因食品には、鶏肉とその加工品がある。
> (4) ボツリヌス菌のつくる神経毒は、耐熱性である。
> (5) クリプトスポリジウムによる食中毒は、ウイルス性である。

正解 (3)

解説 第 21 回（平成 19 年）管理栄養士国家試験問題である。

(1) 腸炎ビブリオは夏季（とくに 6～9 月）の海に分布し、海産魚が汚染源となる。

(2) ブドウ球菌食中毒の主な症状は嘔吐である。この毒素は耐熱性が強く、120℃20 分の加熱でも完全には破壊されない。

(3) カンピロバクター食中毒はわが国でも近年多発しており、焼き鳥、とり刺しなど鶏肉による事例が多い。2005（平成 17）年の発生件数は 645 件で、原因が判明した事件の 44％がこの食中毒である（患者数は 3,439 名で全患者数の約 13％）。

(4) ボツリヌス菌は胞子を作るので耐熱性であるが、その毒素は易熱性で 80℃20 分、100℃1～2 分の加熱で不活性化される。

(5) クリプトスポリジウムは原虫で、塩素消毒に耐性が強いため、米国や英国を中心に水道水汚染による食中毒が多発している。家庭などでの対策には加熱が簡便で有効であるので、米国では水道水がこの原虫に汚染されている可能性のある場合の対応策として、1 分間以上の煮沸を指導している。

Q 5-35 ① カンピロバクター、② 腸炎ビブリオ（およびそれらによる食中毒）の説明文として正しいものを、下記の a)～w) から選べ。

a) グラム陰性桿菌である。
b) グラム陽性球菌である。
c) グラム陰性らせん菌である。
d) 30～37℃、3～5％食塩濃度でよく増殖する。
e) 胞子を有する。
f) 通性嫌気性菌である。
g) 微好気性菌である。
h) －1℃～45℃の広い温度域で増殖できる。
i) 30～45℃で増殖するが、25℃では増殖できない。
j) 6～9月に集中して起こりやすい。
k) とくに冬季に起こりやすい。
l) 卵が原因の食中毒事例が多い。
m) 魚介類が原因の食中毒事例が多い。
n) 鶏肉や焼き鳥などによる事例が多い。
o) 特定の血清型（1/2a、1/2b、4b）による事例が多い。
p) 近年は血清型 O3:K6 による事例が多い。
q) 病原株は溶血性を示す。
r) 平成15年以降、原因菌ではわが国の食中毒件数のトップである。
s) 平成11年頃までは、サルモネラとともに最も発生件数の多い食中毒菌であったが、その後は減少傾向にある。
t) pH 11 のアルカリ域でも増殖できる。
u) 増殖速度が速く、最適条件での世代時間は10分以下である。
v) 食肉の加熱調理食品（シチュー、コロッケ、肉団子など）が原因となりやすい。
w) 化膿性疾患の原因菌でもあり、エンテロトキシンを産生する。

正解 ① c) g) i) n) r)　② a) d) f) j) m) p) q) s) t) u)

解説 カンピロバクターと腸炎ビブリオはともにグラム陰性である。ほかに、サルモネラ、病原大腸菌などもグラム陰性である。グラム陽性桿菌に該当する食中毒菌はリステリア、ボツリヌス菌、ウエルシュ菌、セレウス菌などで、このうち、リステリア以外は胞子を形成する。グラム陽性球菌にはブドウ球菌がある。h) o) はリステリア、k) はノロウイルス、l) はサルモネラ、v) はウエルシュ菌、w) は黄色ブドウ球菌の説明である。

参考のため、主な食中毒細菌の形態的特徴を**表 24** にまとめておく。

表 24. 主な食中毒細菌の形態的特徴による群別

形	グラム陽性		グラム陰性 (胞子非形成)
	胞子形成	胞子非形成	
球 菌	——	黄色ブドウ球菌	——
桿 菌	ボツリヌス菌 ウエルシュ菌 セレウス菌	リステリア	サルモネラ 腸炎ビブリオ 腸管出血性大腸菌 その他の病原大腸菌 赤痢菌 コレラ菌
らせん菌	——	——	カンピロバクター

> **Q 5-36** 微生物の産生する有害物質に関する記述である。正しいのはどれか。
> 1) 黄変米毒素は、細菌類が生産する。
> 2) マイコトキシンは、細菌類が産生する。
> 3) ブドウ球菌のエンテロトキシンは、65℃、30分の加熱で失活する。
> 4) アフラトキシンは、カビが産生する。
> 5) ベロ毒素は、サルモネラ菌が産生する。

正解 4)

解説 第20回（平成18年）管理栄養士国家試験問題である。

1) カビによって黄色に変色した米を黄変米という。黄変米毒素は *P. toxicum* (=*P. citereo-viride*)、*P. citrinum*、*P. islandicum* などが産生する。

2) マイコトキシンとは、カビの二次代謝産物で急性または慢性毒性を示す物質の総称である。主なマイコトキシンの産生カビおよび障害性、汚染食品は次頁の**表25**の通りである。真菌類（カビ、酵母）は、**表26**に示すように、細菌に比べると比較的低い温度の加熱で死滅しやすい。

3) ブドウ球菌エンテロトキシンは耐熱性があり、120℃、20分の加熱でも完全に失活しない。

4) アフラトキシンは*A. flavus*が産生するカビ毒で、広範囲の動物に急性毒性を示し、また強い経口発がん性を示す。耐熱性で270〜280℃以上に加熱しないと分解されない。

5) ベロ毒素は腸管出血性大腸菌の産生する毒素で、志賀毒素ともいう。

表 25. 主なマイコトキシンと産生カビ、障害性、汚染食品 (中澤)

マイコトキシン	主な産生カビ	主な毒性・中毒性	主な汚染食品
アフラトキシン	*Aspergillus flavus*	肝障害、肝がん	穀物、チーズ
ステリグマトシステン	*A. versicolor*	肝障害、肝がん	穀物、豆類
オクラトキシン	*A. ocharaceus*	肝、腎障害	穀物
ルテオスカイリン	*Penicillium islandicum*	肝障害、肝がん	米
イスランジトキシン	*P. islandicum*	肝障害、肝がん	米
チトリニン	*P. citrinum*	腎障害	米
パツリン	*P. patulum*	神経障害、がん	穀類、麦芽根
ペニシリン酸	*P. puberulum*	肝障害、肝がん	麦、トウモロコシ
シトリオビリジン	*P. citreo-viride*	神経障害、がん	米
ルブラトキシン	*P. rubrum*	肝障害、腎障害	麦、トウモロコシ
ニバレノール	*Fusarium nivale*	悪心、下痢、造血臓器障害	麦、その他の穀類
T-2 トキシン	*F. tricinctum*	悪心、下痢、造血臓器障害	麦、その他の穀類
ゼアラレノン	*F. graminecarum*	子宮、乳腺の肥大	穀類
エルゴタミン	*Claviceps purpurea*	血管・子宮収縮、嘔吐、腹痛、知覚異常、痙攣	麦

表 26. 真菌の熱死滅条件 (芝崎)

菌　　種	熱死滅条件 温度 (℃)	熱死滅条件 D 値 (分)
Aspergillus flavus 分生子	55	3.1～28.8
A. niger 分生子	50	4.0
A. parasiticus 分生子	55	6.3～8.4
Byssochlamys fulva 子嚢胞子	88	4.8～11.3
Candida utilis	50	9.7
Eurotium haerbariorum (*E. repens*、*Asp. glaucus* group) 子嚢胞子	70	2.5
Neosartorya fischeri (*Asp. fischeri*) 子嚢胞子	87.8	1.4
Penicillium thomi 分生子	60	2.5
Pichia membranaefaciens	54	5.0
Saccharomyces cerevisiae	60	0.11～0.35
〃　　　子嚢胞子	60	5.1～19.2

5 食品有害微生物の知識

Q 5-37 食中毒に関する次の記述のうち、妥当なものはどれか。

① ノロウイルスによる食中毒の原因食品としては乳製品によるものが大半を占める。そのためチーズをよく食べるヨーロッパでの発生が多い。

② 腸管出血性大腸菌 O157 は、家畜の流産あるいは腸炎原因菌であり、ニワトリ、ウシ等の家きんや家畜をはじめ、あらゆる動物が保菌している。1978 年に米国において本菌の水系感染により約 2,000 人が感染した事例が発生している。

③ カンピロバクター・ジェジュニ／コリは、毒力の強いベロ毒素（志賀毒素群毒素）を産生し、溶血性尿毒素症候群（HUS）などの合併症を引き起こすのが特徴である。

④ サルモネラ属菌は、健康な人でも約 30％は鼻腔、咽頭および腸管内に保菌している。食品や自然界にも常在し、大部分が耐熱性のエンテロトキシンを産生する。

⑤ 腸炎ビブリオ食中毒は、魚介類およびそれらの加工品を主な原因食品とし、夏季に多発する。腸炎ビブリオは好塩性で、0.5〜8％の食塩の存在下で増殖し、病原性の判定には「神奈川現象」がよく用いられる。

正解 ⑤

解説 平成 18 年度厚生労働省検疫所食品衛生監視員採用試験の問題である。

①の説明はリステリアが該当する。チーズのほか、生食をする ready-to-eat 食品での発生が多い。

②はカンピロバクターの説明である。

③は腸管出血性大腸菌の説明である。

④は黄色ブドウ球菌が該当する。

> **Q 5-38** 次の説明のうち正しいものに◯、そうでないものに×をつけなさい。×の場合には余白にその理由を明記しなさい。
> (1) サルモネラは動物の腸内に生息する。サルモネラの語源は、この菌がサルの眠り病の原因菌でもあることによる。
> (2) ボツリヌス中毒は致死率が高く、わが国では「いずし」によるものが多い。ボツリヌスの語源は、人が「ボツリ（ボックリともいう）と死ぬ」という意味の秋田地方の方言による。
> (3) 食中毒の「中」とは、的中の「中」と同じで、「あたる」という意味である。
> (4) 食品衛生の「衛」とは、防衛や守衛の「衛」と同じで「まもる」という意味である。
> (5) 低温殺菌は英語では、その開発者であるパスツールにちなんで pasteurization という。

正解 (1) ×：この菌の発見者である Salmon の名にちなんで *Salmonella* と命名された。

(2) ×：語源は腸詰ウインナーを意味するラテン語の botulus に由来する。

(3) ◯

(4) ◯

(5) ◯

解説 (1) 微生物名が人名に由来する例は多く見られる。たとえば、赤痢菌の *Shigella* は志賀潔、食中毒菌の *Yersinia* は Yersin、*Listeria* は消毒法の開発者である Lister、感染症菌の *Pasteurella* は Pasteur、ヒスタミン生成菌の *Morganella* は Morgan、腐敗菌の *Shewanella* は Shewan などがそうである。また食中毒菌のウエルシュ菌も現在の学名は *Clostridium perfringens* であるが、かつて *C. welchii* であったことからそう呼んでおり、これも発見者の Welch による。

(3) 東京都新宿区百人町には皆中稲荷神社があるが、これも「皆当た

る」という意味で、江戸時代に百人鉄砲隊があったことにちなんでいる。

(4) 長与専斎（初代衛生局局長）が 1875（明治 8）年に、hygiene（健康の女神 Hygeia に由来）の和訳として「荘子」より引用して、内務省に衛生局の名前として用いたのが始まりである。

(5) 人名に由来する微生物関係の用語としては、間欠滅菌の tyndalization（イギリスの物理学者 Tyndal）、缶詰法の appertization（缶詰の開発者 Appert）などがある。そのほか、Koch にちなんだものとして、コッホ釜（蒸気滅菌器）、コッホ現象（BCG の後の発赤の現れ方）などがある。また、Pasteur にちなんだものとしてパスツーリゼーションのほか、パスツール効果（酸素による発酵の制御）やパスツールピペット（先を細くのばしたピペット）などがある。

Q 5-39 カンピロバクター食中毒に関する次の①～③に答えよ。
① カンピロバクターに特に高率に汚染されている食材を1つあげ、カンピロバクター食中毒の主な原因となる調理食品名を2つあげよ。
② 潜伏期間について説明せよ。
③ ギラン・バレー症候群の症状について説明せよ。

解答例 ① 高率に汚染されている食材：ニワトリ。
食中毒の主な原因となる調理食品名：焼き鳥、とりレバー刺し。

② 潜伏期間は一般に2～5日と長い。潜伏期間が長いため、原因食品がすでに廃棄されていて原因究明が困難な原因となる。

③ ギラン・バレー症候群とは急性発症の多発性神経炎で、手足の軽いしびれから始まり、四肢の運動麻痺で歩行困難となる。そのほか呼吸麻痺、一過性の高血圧や不整脈、多汗などを伴うことがあり、死亡率は2～3％で、予後は良好である。ギラン・バレー症候群患者の約半数がカンピロバクター感染によるといわれる。

解説 平成20年東京都衛生監視員採用試験の問題である。
カンピロバクター（*Campylobacter jejuni/coli*）はウシ、ヒツジ、ブタ、ニワトリ、七面鳥、ウズラ、イヌ、ネコ、小鳥などの家畜や家禽が健康状態で腸内に保菌することが多い。調査例では、とくに *C. jejuni* はニワトリに50～80％、*C. coli* はブタに55％と、サルモネラ以上に高率に保菌されている。

最近の調査では解体直後の牛肉の *C. jejuni* 汚染率は2.8％、豚肉の *C. coli* 汚染率は47％、また肉店での鶏肉汚染率は20～70％と高率である。しかし、本食中毒は潜伏期間が長いため、原因食品がすでに廃棄されていて細菌検査ができないために原因食品が判明できないことが多い。原因食品が判明したものの中では、鶏肉（とり刺し、とりわさ、とりレバー刺し、焼き鳥）による事例が40％と圧倒的に多く、次いで飲料水（29％）、焼き肉（8％）などである。

Q 5-40 次の文を読み問1、問2に答えよ。

50名の会食で25名が、食事を摂った4時間後に激しい嘔吐に加えて、腹痛と下痢を生じた。発熱はなかった。マスターテーブルを作成したところ**表1**、**表2**のようになった。また、χ^2(カイ2乗)検定を実施したところ**表3**の結果を得た。

表1 食べた人

食品	発症者(人)	非発症者(人)	合計(人)	発症率(%)
おにぎり	18	19	37	48.6
だし巻き卵	11	12	23	47.8
ほたて貝照焼き	15	13	28	53.6
鶏肉照焼き	12	10	22	54.5
ポテトサラダ	19	6	25	76.0

表2 食べなかった人

食品	発症者(人)	非発症者(人)	合計(人)	発症率(%)
おにぎり	7	6	13	53.8
だし巻き卵	13	14	27	48.1
ほたて貝照焼き	10	12	22	45.5
鶏肉照焼き	11	17	28	39.3
ポテトサラダ	6	19	25	24.0

表3

食品	χ^2
おにぎり	0.1040
だし巻き卵	0.0005
ほたて貝照焼き	0.3241
鶏肉照焼き	1.155
ポテトサラダ	13.52

問1 この食中毒の原因食品と可能性の高い原因菌の組合せである。正しいのはどれか。

(1) おにぎり ---------------- 黄色ブドウ球菌
(2) だし巻き卵 ------------ サルモネラ菌
(3) ほたて貝照焼き ------ 腸炎ビブリオ
(4) 鶏肉照焼き ------------ カンピロバクター

(5) ポテトサラダ --------- 黄色ブドウ球菌

問2 この食中毒を予防する方法として、最も効果的なものはどれか。
(1) 手指に傷のある人は調理に携わらない。
(2) 卵を殻ごと洗浄後使用する。
(3) ほたて貝を真水で洗浄後使用する。
(4) 鶏肉は中心部までよく加熱する。
(5) 調理済み食品を再加熱する。

正解 問1 (5)　問2 (1)

解説 第22回（平成20年）管理栄養士国家試験問題である。

問1 原因菌としては「4時間後に発症」、「激しい嘔吐」などの症状から黄色ブドウ球菌が疑われる。また原因食品は χ^2 の値からポテトサラダの可能性が高い。

なお、χ^2 検定は食品ごとに次式によって行われ、その値が 3.84 より大きければ危険率 5% で有意で、また 6.63 より大きければ危険率 1% で、その食品が原因食品と推定される。

$$\chi^2 = \frac{(ad-bc)^2(a+b+c+d)}{(a+b)(c+d)(a+c)(b+d)}$$

ここで、食べた人のうちでの発症者数を a、非発症者数を b、食べなかった人のうちでの発症者数を c、非発症者数を d とする。このようにして統計学的検定によって原因食品を推定する方法を「マスターテーブル法」と呼んでいる。

問2 黄色ブドウ球菌が該当するのは (1)。(2) は主にサルモネラ、(3) は腸炎ビブリオ、(4) はカンピロバクターを想定していると思われる。(5) は、黄色ブドウ球菌の場合、付着したり増殖した菌を殺すことは可能であるが、毒素ができてしまっている場合には予防にならない。

Q 5-41 食品衛生微生物と食中毒に関する次の説明文のアンダーライン部が正しいものに○、そうでないものに×をつけなさい。×の場合には余白に訂正するか、その理由も明記しなさい。

(1) 一般に微生物の増殖は低温で抑制されるが、冷蔵保存した食品によっても食中毒は発生する。

(2) わが国ではボツリヌス中毒の原因食品はいずし（魚の発酵食品）が多く、原因菌はボツリヌスB型菌である。

(3) 化膿した傷口のある手で調理した食品は、カンピロバクターによる汚染が心配される。

(4) サルモネラや腸管出血性大腸菌は腸内細菌科に属するグラム陰性の桿菌で、30～40℃付近でよく増殖する。

(5) サルモネラの語源はこの菌の発見者であるSalmonによる。

(6) ボツリヌスの語源は、菌の形が糸をつむぐ紡錘に似ていることによる。

(7) 最近急増しているサルモネラ食中毒はとくに鶏卵およびそれらの加工品が原因となりやすく、原因菌の血清型はTyphimuriumである。

(8) ブドウ球菌は人の鼻腔や皮膚に常在し、手指を介して食品を汚染し、その産生するエンテロトキシンは熱に弱く、80℃、30分の加熱で破壊される。

(9) わが国ではここ数年、カンピロバクターやノロウイルスによる食中毒が多い。

(10) わが国では平成元年以降の年間の食中毒発生件数は500～3,000件で、2.5～4.5万人程度の患者、100人前後の死者が出ている。

(11) 平成11年、イカ乾燥菓子による広域食中毒が発生した。原因菌はブドウ球菌であった。

(12) 平成12年、加工乳による大規模食中毒が発生した。原因菌はノロウイルスであった。

正解 (1) ○
(2) ×　B型でなく、E型菌食中毒。
(3) ×　黄色ブドウ球菌。
(4) ○
(5) ○
(6) ×　腸詰ウインナーを意味する botulus による。ボツリヌス菌の属名の *clostridium* が紡錘に由来する。
(7) ×　Enteritidis 血清型が多い。
(8) ×　ブドウ球菌のエンテロトキシンは耐熱性。
(9) ○
(10) ×　わが国では年間の食中毒による死者は10名前後である。
(11) ×　原因菌はサルモネラであった。
(12) ×　原因菌は黄色ブドウ球菌であった。

解説 (1) 冷蔵庫などの低温でも増殖する微生物を低温性微生物というが、これらもふつうは温度が低いほど増殖は抑制される。低温性の食中毒細菌としては、ボツリヌスE型菌、リステリア、エロモナス・ハイドロフィラ、エルシニア・エンテロコリチカなどがある。

(2) わが国のボツリヌス中毒は従来、「いずし」によるE型菌食中毒が多かったが、近年はそれ以外のものも増えている。1984年の辛子レンコン事件（熊本、患者36名、死者11名）はA型菌、1998年の瓶詰めオリーブによる事件（東京、患者18名）はB型菌であった。

(5) サルモネラの語源はこの菌の発見者である Salmon による。

(6) *Clostridium* の clost は紡錘型（胞子で膨らんだ形）という意味である。

(7) 従来は食肉、乳およびそれらの加工品などが原因の Typhimurium 血清型によるものが多かった（Q 5-8 の図11参照）。

(8) ブドウ球菌は人の鼻腔や皮膚に常在する。そのエンテロトキシンは耐熱性で100℃、30分の加熱でも破壊されない。

(10) わが国では年間の食中毒による死者は10名前後であるが、その大部分は自然毒（フグ毒やキノコ毒など）によるものである。

5 食品有害微生物の知識

Q 5-42 次の①〜⑤に該当する微生物名を下記の語群から選び、（ ）内に記号で答えよ。

① 桿菌の食中毒細菌―――――――――（　　　　　　　　　）
② 胞子（芽胞）形成の食中毒細菌――（　　　　　　　　　）
③ *Clostridium* 属の食中毒細菌―――（　　　　　　　　　）
④ 嫌気性の食中毒細菌―――――――（　　　　　　　　　）
⑤ らせん菌―――――――――――――（　　　　　　　　　）

【語群】 a）リステリア　b）サルモネラ　c）腸管出血性大腸菌　d）ノロウイルス　e）カンピロバクター　f）黄色ブドウ球菌　g）ボツリヌス菌　h）ウエルシュ菌　i）腸炎ビブリオ　j）セレウス菌

正解 ① a) b) c) g) h) i) j)
② g) h) j)
③ g) h)
④ g) h)
⑤ e)

解説 上記 a)〜j) の食中毒微生物について、別の性状でグルーピングをしておく。

グラム陽性細菌―――――――――― a) f) g) h) j)
グラム陰性細菌―――――――――― b) c) e) i)
食物内毒素型食中毒細菌――――― f) g) j)（一部）
生体内毒素型食中毒細菌――――― h) j)（一部）
微好気性細菌――――――――――― e)
好塩性細菌―――――――――――― i)

> **Q 5-43** 食品微生物に関する次の記述のうち、間違っているものはどれか。
> (1) コレラ菌と腸炎ビブリオはともに *Vibrio* 属の細菌である。
> (2) 納豆菌とセレウス菌はともに *Bacillus* 属の好気性細菌である。
> (3) 大腸菌とサルモネラはともに *Enterobacteriaceae*（腸内細菌科）に属する。
> (4) アフラトキシン産生のカビとコウジカビはともに *Aspergillus* に属する。
> (5) チフス菌とパラチフス菌はともに *Salmonella* 属の細菌である。
> (6) ボツリヌス菌とウエルシュ菌はともに *Clostridium* 属の嫌気性細菌である。
> (7) リステリアとカンピロバクターはともに胞子非形成のグラム陽性細菌である。

正解 (7)

解説 (1) コレラ菌は *Vibrio cholerae*、腸炎ビブリオは *Vibrio parahaemolyticus* である。

(2) 納豆菌は *Bacillus subtilis*、セレウス菌は *Bacillus cereus* である。なお、炭疽菌も *Bacillus*（*B. anthracis*）である。

(3) 大腸菌、サルモネラのほか、*Enterobacter sakazakii*（乳児用調製粉乳による食中毒原因菌）、*Morganella morganii*（アレルギー様中毒原因菌）、*Shigella flexneri*（赤痢菌）なども腸内細菌科細菌である。なお、サルモネラ食中毒原因菌の *Salmonella* Typhimurium、*S.* Enteritidis などはいずれも、分類学的には *Salmonella enterica* であり、Typhimurium や Enteritidis はその血清型を示すもので、ふつうは立体（頭文字を大文字）で表記される。

(4) アフラトキシン産生のカビは *Aspergillus flavus*（アフラはその頭文字）、コウジカビは *Aspergillus oryzae* である。

(5) チフス菌は *Salmonella* Typhi、パラチフス菌は *Salmonella* Paratyphi で

ある（分類学上はともに *S. enterica*）。

(6) ボツリヌス菌は *Clostridium botulinum*、ウエルシュ菌は *Clostridium perfringens* である。

(7) リステリアは *Listeria monocytogenes* で、胞子非形成のグラム陽性桿菌、カンピロバクターは *Campylobacter jejuni/coli* で、胞子非形成のグラム陰性のらせん菌である。

表27 にわが国で指定されている食中毒の原因微生物と学名を示す。

表27. わが国で指定されている食中毒の原因微生物 （橋本）

① サルモネラ属菌	*Salmonella*
② ブドウ球菌	*Staphylococcus aureus*
③ 腸炎ビブリオ	*Vibrio parahaemolyticus*
④ 病原大腸菌	*Escherichia coli*
腸管病原性大腸菌（EPEC）	Enteropathogenic *E. coli*
腸管侵入性大腸菌（EIEC）	Enteroinvasive *E. coli*
腸管毒素原性大腸菌（ETEC）	Enterotoxigenic *E. coli*
腸管付着性大腸菌（EAEC）	Enteroadhesive *E. coli*
⑤ 腸管出血性大腸菌（EHEC）	Enterohemorrhagic *E. coli*
⑥ ボツリヌス菌	*Clostridium botulinum*
⑦ ウエルシュ菌	*Clostridium perfringens*
⑧ セレウス菌	*Bacillus cereus*
⑨ ビブリオ・コレラ（非O1）	*Vibrio cholerae* (non-O1)
⑩ ビブリオ・ミミカス	*Vibrio mimicus*
⑪ ビブリオ・フルビアリス	*Vibrio fluvialis*
⑫ カンピロバクター・ジェジュニ	*Campylobacter jejuni*
⑬ カンピロバクター・コリ	*Campylobacter coli*
⑭ エルシニア・エンテロコリチカ	*Yersinia enterocolitica*
⑮ エロモナス・ハイドロフィラ	*Aeromonas hydrophila*
⑯ エロモナス・ソブリア	*Aeromonas sobria*
⑰ プレシオモナス・シゲロイデス	*Plesiomonas shigelloides*
⑱ コレラ菌	*Vibrio cholerae*
⑲ 赤痢菌	*Shigella dysenteriae* など
⑳ チフス菌	*Salmonella* Typhi
㉑ パラチフスA菌	*Salmonella* Paratyphi A
㉒ リステリア・モノサイトゲネス	*Listeria monocytogenes*
㉓ ノロウイルス	*Norovirus*
㉔ その他のウイルス	Hepatitis A virus など
㉕ クリプトスポリジウム・パルバム	*Cryptosporidium parvum*

> **Q 5-44** アレルギー様食中毒に関する記述である。間違っているものが 2 つある。それらはどれか。
> (1) 食物アレルギーの一種で、魚が原因の場合をとくにアレルギー様食中毒という。
> (2) 原因物質のヒスタミンは細菌の作用でつくられる。
> (3) 赤身魚では、遊離アミノ酸のヒスチジンが白身魚より多量に含まれているため、この食中毒が起きやすい。
> (4) ワインやチーズでもこの食中毒が起こることがある。
> (5) 食べる直前に再加熱すれば、多くの場合、この食中毒は防止できる。

正解 (1) と (5)

解説 アレルギー様食中毒(ヒスタミン食中毒ともいう)に関する問題はこれまでにも何度か取り上げている。戦後間もない頃は多発した食中毒であるが、近年は年間数件、患者数も 100 名ほどに減少してきた。しかし、2008(平成 20)年には事件数が 22 件、患者数 462 名で急増している(次頁の図 19 参照)。11 月には都内の小学校で 43 名の食中毒が発生、翌年 1 月にも札幌市の小学校で 279 名の集団食中毒が発生しており、学校給食での事例が多いこともあって注目されている。

関連の記事が『食と健康』(食品衛生協会発行)2009(平成 21)年 8 月号に掲載されているので参照されたい。

(1)の食物アレルギーは、免疫系を介してマスト細胞から遊離されたヒスタミン、プロスタグランジンなどによって起き、免疫系に異常のある人のみが発症する。これに対してアレルギー様食中毒のほうは、温度管理の不備などによって貯蔵中に細菌の作用で生成されたヒスタミンにより発症するもので、これは一定レベル以上のヒスタミンを口にしたすべての人で発症する。

(2)と(3)は正しい。ヒスタミンの前駆物質となる遊離ヒスチジンは、白身魚では 100g 中数〜十数 mg であるのに対し、赤身魚では数百〜千数百 mg

(4) 欧米ではワインやチーズによる事例も知られている。これらでは乳酸菌が原因となっている。

(5) 一旦生成されたヒスタミンは、通常の調理加熱の温度では破壊されない。したがって予防対策としては、貯蔵中の温度管理を徹底し、長時間放置を避けることなどが重要である。

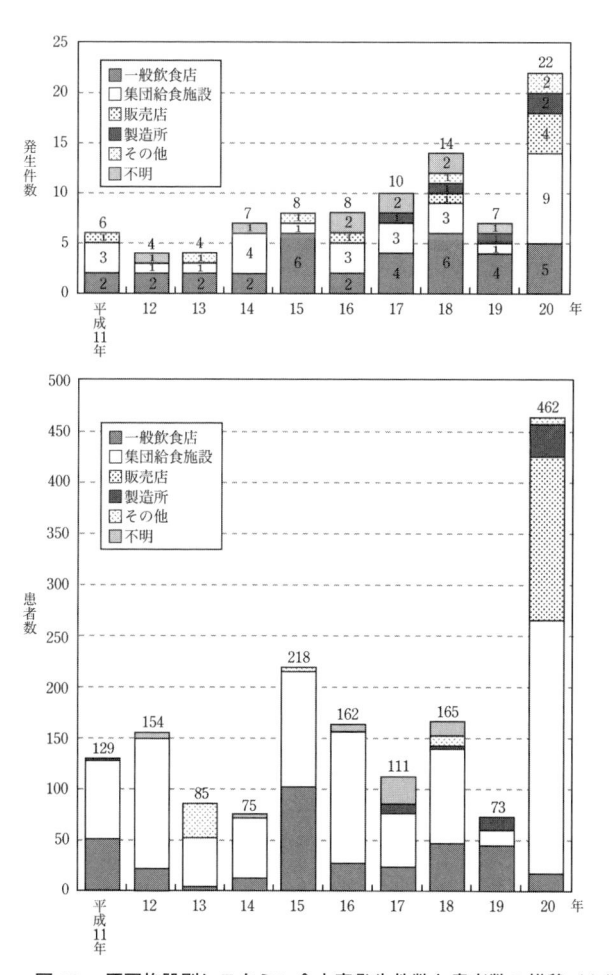

図 19. 原因施設別ヒスタミン食中毒発生件数と患者数の推移（斉藤）

6 食品有害微生物の抑制と殺菌

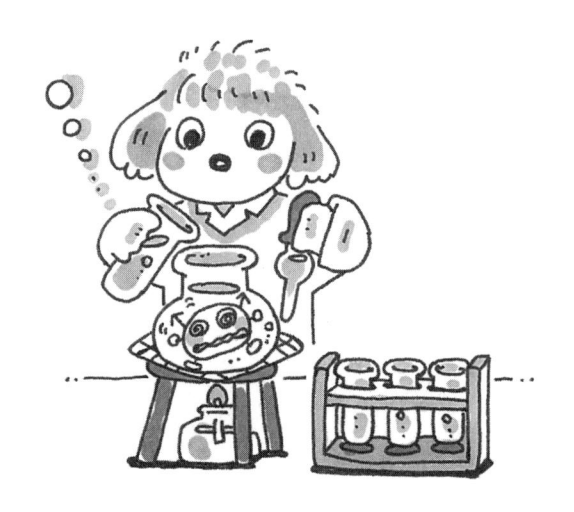

Q 6-1 水分活性に関する次の問①、②に答えよ。
① 水分活性について説明せよ。
② 食品の水分活性と微生物の増殖との関係について説明せよ。

解答例 ① 微生物の増殖には水が必要である。食品中の水は、タンパク質や糖類などの食品成分に束縛されている結合水と、そうでない自由水の2つの形態に分けられるが、微生物が利用できるのは自由水であり、この量が少なくなると増殖が抑制される。乾燥も、塩蔵や糖蔵も、方法は全く異なるが、微生物の水利用性という観点からは水分活性（Aw）という考え方で統一的に説明することができる。

食品（食品も水に食塩、糖、アミノ酸などが溶けている溶液と考える）の水蒸気圧を p、純水の水蒸気圧を p_0 とすると、その食品の水分活性は、$Aw=p/p_0$ で示すことができる。p が純水の場合 $p_0 = p$ であるので Aw=1 であり、完全無水の食品では $p=0$ であるので、Aw も 0 となる。

② 微生物が増殖できる最低水分活性の値は、大まかに一般細菌では 0.90、酵母では 0.88、カビでは 0.80 といわれる。好塩細菌や耐乾性カビ、耐浸透圧性酵母などはもっと低い水分活性でも増殖できるが、0.60 以下になるとあらゆる微生物は増殖できなくなる。食中毒細菌の多くは 0.93〜0.95 が増殖できる水分活性の下限であるが、黄色ブドウ球菌は 0.86 まで増殖可能である。

解説 平成 15 年東京都特別区食品衛生監視員採用試験の問題である。

主な食中毒菌の増殖に必要な最低水分活性、およびいくつかの食品の水分活性と微生物の増殖水分活性域については、Q 4-4 の図 9 および表 7 に示しているので参照されたい。一般生菌のうち、黄色ブドウ球菌は耐塩性であるので、増殖の下限水分活性も低い値を示す。

> **Q 6-2** 食品の加熱に関した次の文章のうち、正しいものはどれか。
> (1) 炊飯後の米飯は無菌であるので、その後の微生物汚染を防止すれば長期保存ができる。
> (2) アレルギー様食中毒の原因物質であるヒスタミンは、100℃、10分程度の加熱をすれば分解される。
> (3) 黄色ブドウ球菌のエンテロトキシンは、100℃、10分程度の加熱をすれば分解される。
> (4) ボツリヌス菌の毒素は、100℃、10分程度の加熱をすれば分解される。
> (5) 牛乳は63℃、30分の低温殺菌によってほとんど無菌となる。
> (6) 低温殺菌はおもに酒類や牛乳中の低温細菌を殺菌するために開発された方法である。
> (7) 食品は120℃、4分の加熱をすれば完全に無菌状態となり、長期保存ができる。

正解 (4)

解説 (1) 炊飯前の米には細菌（おもに *Bacillus*）の胞子が付着しており、炊飯後でも 10^2/g 程度が生き残り、腐敗原因となる。

(2) ヒスタミンは、通常の調理加熱では破壊されないので、調理前の食品中に蓄積しない（産生菌が増殖しない）ように低温管理などの対策を徹底することが重要である。

(3) 黄色ブドウ球菌のエンテロトキシンは耐熱性が強く、120℃ 20分の加熱でも完全には破壊されない。

(4) ボツリヌス菌の毒素は加熱に弱く、80℃ 20分、100℃ 1～2分の加熱で不活性化する。

(5) 牛乳の低温殺菌は加熱に弱い胞子非形成の腐敗細菌や食中毒細菌の殺菌を目的としたもので、胞子形成菌や一部の球菌などは生き残る。

(6) 低温殺菌は、ワインなどの腐敗原因菌である乳酸菌の殺菌を目的に、

パスツールが 1866（慶応 2）年に開発した方法とされている。わが国ではすでに室町時代に、「火入れ」といって清酒の殺菌法として用いられていた。

(7) 胞子形成菌（とくに高温菌）の中には 120℃、4 分の加熱でも生き残るものがある。ふつうは常温では増殖しないが、ホットベンダーで加温販売されるコーヒー缶詰などで問題となったことがある。

表 28 に規格基準の定められている食品の殺菌条件を示す。

表28. 食品、添加物等および乳・乳製品の加熱殺菌条件

食品の種類	殺菌条件
清涼飲料水、果汁　pH 4.0 未満のもの	65℃、10 分
pH 4.0 以上のもの	85℃、30 分
非加熱食肉製品以外の食肉製品および鯨肉製品	63℃、30 分
魚肉ハムおよび魚肉ソーセージ	80℃、45 分
特殊包装かまぼこ	80℃、20 分
その他の魚肉ねり製品	75℃
包装豆腐	90℃、40 分
豆汁または豆乳	100℃、2 分
容器包装詰加圧加熱殺菌食品　（pH 5.5 を超え、かつ Aw＝0.94 以上のもの）	120℃、4 分
牛乳、特別牛乳など	62〜65℃、30 分
アイスクリーム原料	68℃、30 分
乳酸菌飲料原料、乳飲料など	62℃、30 分
無糖練乳	115℃、15 分

Q 6-3 微生物に起因する食品の変質の防止法を3つあげ、それぞれについて説明せよ。

解答例 1) 加熱殺菌：食品に付着している微生物を加熱殺菌し、その後の二次汚染を防ぐため密封状態で保存する方法。缶詰やレトルト食品はこの方法による。加熱不足の場合ボツリヌス中毒の危険性があるため、120℃、4分相当以上の加熱が義務づけられている。

2) 低温貯蔵：腐敗原因となる微生物を低温で増殖抑制する方法。冷蔵、冷凍食品はこの方法を利用したものである。ただし、冷蔵の温度帯では中温菌の増殖は抑制されるが、低温細菌は増殖できるので次第に腐敗が進行する。冷凍では微生物の増殖は完全に抑制されるが、多くは死滅せずに生残しているので解凍後は増殖を開始する。

3) ガス置換貯蔵：食品を入れた容器内の空気を炭酸ガス、窒素ガスなどの混合気で置換して食品を貯蔵する方法。ガス置換貯蔵では炭酸ガスの増殖抑制効果が大きいが、微生物は死滅するわけではないので、開封後には増殖を始める。貯蔵効果を上げるため低温貯蔵される場合が多い。

解説 平成15年東京都食品衛生監視員採用試験問題の一部である。

解答には、腐敗や発カビの防止法の例をあげればよい。その方法は次の2つに大別できる。

① 食品中の微生物を殺菌し、その後の外部からの微生物の汚染を密封容器（包装）によって防ぐ。缶詰やレトルト食品、魚肉ソーセージなどの食品がこれに該当する。液体の場合には、殺菌せずに、濾過などによって除菌することも可能である。

② 食品の貯蔵温度や塩分、水分、pH、気相などを微生物の増殖に不適当な条件にすることによって、食品中の微生物の増殖を抑制する。この例としては、冷凍食品や塩蔵品、干物、酢漬けなどがある。

> **Q 6-4** 魚肉の鮮度の判定指標に関する次の①、②について説明せよ。
> ① 揮発性塩基窒素（VBN）
> ② K 値

解答例 ① 揮発性塩基窒素（Volatile basic nitrogen）とは、食品の抽出液をアルカリ性にしたときに揮発する窒素化合物の総称で、主な成分は、魚ではアンモニアとトリメチルアミン、その他一般の食品ではアンモニアである。この値は食品の腐敗の指標として用いられる。食品成分や微生物フローラによっても異なるが、一般に約 30mg/100g に達した頃が腐敗時期と一致することが多い。

② K 値は魚類の活きのよさを示す生鮮度指標である。

魚肉の ATP は酵素的に分解されて、ATP→ADP→AMP（アデニル酸）→IMP（イノシン酸）→HxR（イノシン）→Hx（ヒポキサンチン）という順に変化していく。この分解の経路はすべての魚で同じであり、一連の反応は IMP の分解速度で左右される（律速される）。したがって、ATP から IMP までが魚肉中の主成分である間は生鮮度が良好であるが、時間経過とともに HxR、Hx が増加すると生鮮度は低下したことになる。これらの ATP 関連化合物の総量はほぼ一定であることから、次式のように、この総量に占める HxR+Hx の百分率を求め、これを K 値と呼んでいる。

K 値（モル％） = (HxR+Hx) ×100/ (ATP+ADP+AMP+IMP+HxR+Hx)

K 値は低いほど生鮮度の良いことを意味し、即殺魚では 10％以下、刺身用には 20％以下が適当であり、20〜60％は調理加工向けの鮮度とされる。

解説 平成 15 年東京都特別区食品衛生監視員採用試験問題である。この解答では、魚肉の自己消化酵素による鮮度低下と、細菌による鮮度低下の違いを正しく理解しているかどうかがポイントとなる。K 値は活きのよさの指標、揮発性塩基窒素は腐敗の指標である。なお、鮮魚ではトリメチルアミンも腐敗の指標としてよく用いられる。

Q 6-5 図は、次の (1) 〜 (3) のご飯を 25℃の室内に数日置いた際の生菌数変化（35℃好気培養）を示したものである。図のA、B、Cに最も近いものはそれぞれどれか。

(1) 市販のレトルトパックのご飯を袋のまま熱湯で5分間温め、茶碗に移したままのもの。
(2) 家庭の炊飯器で炊いたご飯を茶碗に移し、ラップをしたもの。
(3) 家庭の炊飯器で炊いたご飯を真空パックにしたもの。

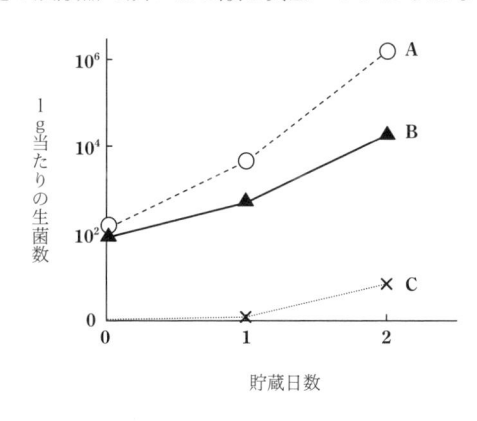

正解 A (2)　　B (3)　　C (1)

解説 (1) のレトルトパックのご飯は無菌と考えてよい。開封後は空中落下菌や茶碗からの二次汚染があるが、数日間で腐敗させるほどの影響はない。

(2) の、家庭の炊飯器で炊いたご飯には 10^2〜10^3/g 程度の胞子（*Bacillus*）が生き残っているので夏季には十数時間で 10^7〜10^8 に達する。最近の米飯では菌数が 300 以下のものも多いが、これを 30℃に置いた場合、24 時間後で 10^4〜10^5、48 時間後で 10^6〜10^7 になる。

(3) 真空包装によっても腐敗の進行が完全に抑制されるわけではない。

> **Q 6-6**　わが国の食品工業において、食品や容器包装の殺菌に使用されている加熱殺菌以外の殺菌方法を2つあげ、それぞれの主な実用例および特徴について説明せよ。

解答例　(1) 紫外線：紫外線は食品（かまぼこ、うどんなど）の表面殺菌、包装材料の殺菌、水、空中浮遊細菌の殺菌などに利用されている。殺菌効果は照射表面に限られる欠点があるが、食品の品質への影響はほとんどない。その殺菌メカニズムは紫外線がDNAに作用して、その塩基の1つであるチミンが二量体を形成することにより、DNA複製が阻害されるためと考えられている。

(2) 次亜塩素酸ナトリウム：次亜塩素酸ナトリウムは水道水、野菜、食品製造用器具、包材などの殺菌に用いられる。次亜塩素酸ナトリウムは酸性では効果が大きいが、pH9以上では解離し、ほとんど効果がない。またタンパクなどと反応すると効果がなくなるので、洗浄などにより対象物の有機物を除いておく必要がある。

解説　平成15年東京都食品衛生監視員採用試験の問題である。

非加熱殺菌には、代表的な例として、次亜塩素酸ナトリウム、過酸化水素、オゾン、エタノール、紫外線（**図20**参照）、高圧処理などによる方法があげられる。

過酸化水素は紫外線や熱と併用して包材の殺菌に用いられる。

オゾンは、工場の空気の殺菌に用いられる。また、オゾン水は安価で使用方法が簡単であり食品に残留しないため、野菜、果実、麺類、豆腐などの殺菌に利用されている。

エタノールは直接食品に添加して用いられるほか、噴霧して器材の殺菌や、包装内部で蒸散させて菓子のカビ防止などに用いられる。

エチレンオキシドも食品包材の殺菌に一部用いられている。

食品を加圧すると、タンパクのような高分子物質は変性を起こすが、ビタミンや色素など低分子物質は影響を受けにくいため、加熱とは違った性状

（香りの保持、半ゲル状など）の食品ができる。この特長を生かして、ジャムや生酒、天然果汁、肉などの殺菌・加工に用いられている。細菌（グラム陰性菌）は 200Mpa、数十分以上の処理で死滅しだすが、*Bacillus* 胞子は 1,000Mpa でも死滅しない。胞子の殺菌には加熱と加圧の組合せ（例えば 60℃、300Mpa）が有効である。

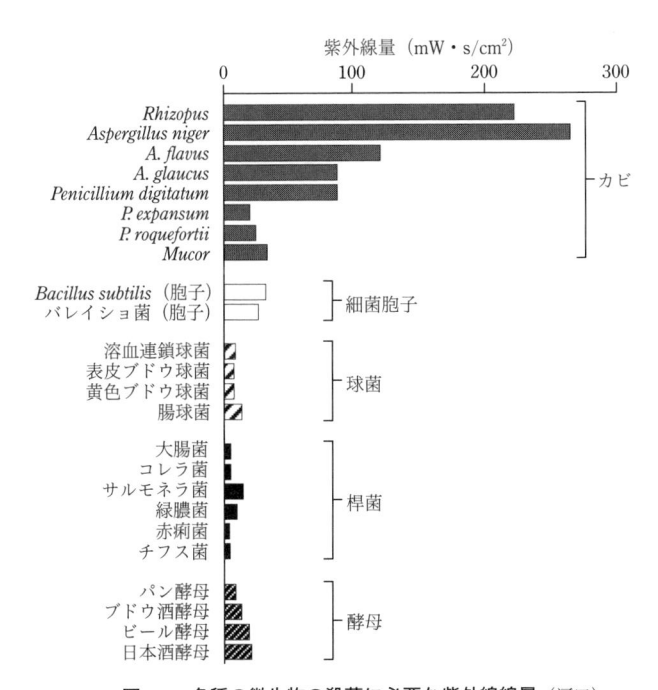

図20. 各種の微生物の殺菌に必要な紫外線線量（河口）

Q 6-7 次の文章のうち正しいものには番号に○を付けよ。間違っている場合には番号に×を付け、間違いの部分を正しく直せ。

1) 醤油の製造に関与する乳酸菌は食塩15％以上でも増殖できる。
2) 魚醤油中には食塩15％以上で増殖する好塩細菌がいる。
3) 日本酒の変敗菌にはアルコール15％で増殖するものもいる。
4) 日本酒の「火落ち」とは腐敗防止のために行う低温殺菌法のことである。
5) 糸引納豆は蒸した大豆を稲わらで包んでつくられていた。こうすることにより、稲わらに付いている枯草菌（*Bacillus subtilis*）を利用していたと考えられる。
6) ヨーグルトの酸味は酵母のつくる乳酸による。
7) 「ふなずし」は塩蔵したフナを、水洗いの後、米飯に長期間（ふつう1年以上）漬けてつくられる。発酵に関与する主な微生物は乳酸菌であり、漬け込み中にpHは8.5付近にまで上昇する。

正解
1) ○
2) ○
3) ○
4) × 「火落ち」→「火入れ」。または「日本酒の火落ちとは酒の変敗のことである」と直す。
5) ○
6) × 「酵母」→「乳酸菌」
7) × 「pHは8.5付近にまで上昇する」→「pHは4付近まで低下する」

解説 1) 醤油（食塩17〜18％）の製造では仕込み後、好塩性の乳酸菌 *Tetragenococcus halophilus* が増殖してpHが低下し、その後、耐塩性の酵母（*Zygosaccharomyces rouxii* など）がアルコール発酵を行う。*T. halophilus* は食塩濃度20％以上でも増殖する。

2) 魚醤油の食塩濃度は25％以上であり、上記の *Tetragenococcus halophilus* のほか、高度好塩細菌（古細菌）の *Halobacterium* や *Halococcus* がいる。

3) 日本酒の真正火落菌の *Lactobacillus homohiochii*、*L. heterohiochii* は好アルコール性で、エタノール15％の清酒中で増殖し、増殖因子としてコウジカビの生産するメバロン酸（火落酸）を要求する。

4) パスツールが発明した低温殺菌法を、日本酒では室町時代から行っていたわけである。

5) 納豆菌は分類学的には *Bacillus subtilis* と同じである。この菌は枯草菌と言われるように、稲わらなどに付いている。

6) ヨーグルトには *Lactobacillus bulgaricus* や *Streptococcus thermophilus* などの乳酸菌が用いられる。

7) 「ふなずし」では乳酸発酵により、米飯漬け後1週間以内にpHは4付近にまで低下し、腐敗菌の増殖が防止される（**図21**参照）。

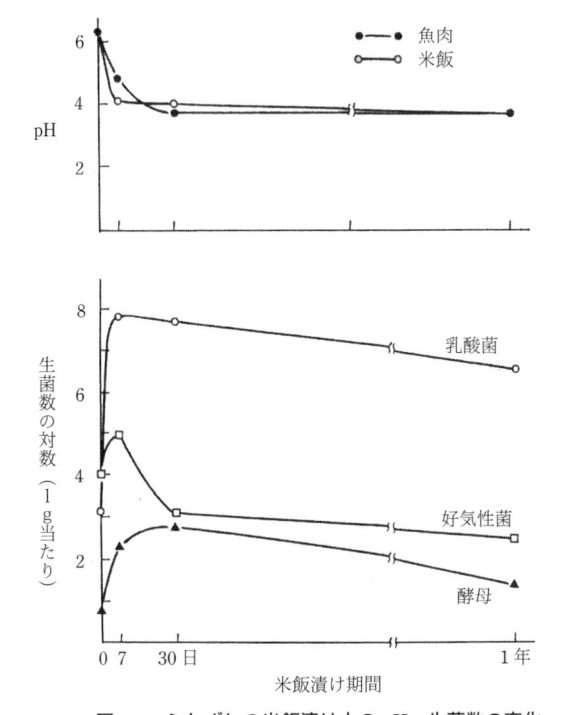

図21. ふなずしの米飯漬け中のpH、生菌数の変化

> **Q 6-8** 滅菌に関する次の問①、②に答えよ。
> ① 滅菌の定義を記述せよ。
> ② 代表的な滅菌法を2つあげ、それぞれの手順を説明し、適用対象物を例示せよ。

正解 ① すべての微生物を化学的または物理的手段によって殺滅または除去すること。

② 乾熱滅菌：ガスまたは電気式の乾熱器で対象物を160℃、60分または180℃、30分程度加熱して殺菌する方法。シャーレ、ピペットなどの実験器具やガラス器具などの滅菌に用いられる。

高圧蒸気滅菌：水を入れた高圧滅菌器（オートクレーブ）で120℃（2気圧）、15～20分程度の条件で滅菌する。実験器具のほか、培地や溶液の滅菌に用いられる。

解説 平成17年東京都採用試験（衛生監視）専門問題の一部である。
①「殺菌」という用語も「滅菌」と同義に使用されることが多いが、場合によっては、滅菌に対し、低温殺菌のように、胞子非形成菌は殺すが、必ずしもすべての微生物を殺さないような場合に用いられることがある。かまぼこや牛乳などの食品では、加熱工程そのものを殺菌ということがある。また「消毒」という言葉も殺菌と似た意味で用いられるが、これは主に病原微生物を殺滅することをいう。

② 滅菌には加熱滅菌のほか、薬剤による滅菌、濾過による滅菌、放射線による滅菌、ガスによる滅菌、加圧による滅菌などがある。**表29**にいくつかの滅菌法の要点を示す。

加熱殺菌では、湿熱と乾熱では死滅効果が大きく異なるので注意が必要である。**表30**に湿熱と乾熱における耐熱性の違いを示す。

表 29. 代表的な滅菌法の要点

方 法	概 要	用 途	長 所	短 所
間欠滅菌	70〜100℃数十分間の滅菌を半日〜1日程度の間隔を空けて数回くり返す	高温では分解されやすい糖類などを含む培地などの滅菌	高圧釜を用いずに胞子の殺菌ができる	操作が煩雑で時間がかかる
高圧蒸気滅菌	1気圧の加圧蒸気で121℃、15〜20分間滅菌する	培地や希釈水、実験器具などの滅菌	溶液や寒天培地などの滅菌に適す。操作が比較的簡単	高圧蒸気釜が必要。高温で変化する成分を含む場合には不適
乾熱滅菌	160〜180℃の乾熱で30分〜1時間加熱する	シャーレ、ピペット、はさみなどの器具の滅菌	装置が簡単。操作が簡単	培地や希釈水の滅菌は不可。比較的時間がかかる
火炎滅菌	ガスバーナーなどの火炎の中で滅菌する	白金耳や白金線、試験管の管口などの滅菌	簡単な器具（バーナー）で可能。操作が簡単	培地や希釈水の滅菌は不可。その他熱に弱い器具には不適
濾過滅菌	微生物を通さない孔径のメンブランフィルターなどを通して除菌する	液体の滅菌、とくに易熱性物質を含む培地などの滅菌	加熱しないで滅菌が可能	濾過器とフィルター、または使い捨ての器具が必要。懸濁物の多い溶液には不適

表 30. 湿熱と乾熱における耐熱性の比較 （芝崎）

菌 種	熱死減条件（温度、D値）	
	湿 熱	乾 熱
Salmonella Typhimurium	57℃、1.2分	90℃、75分
S. senftenberg 775 W	57℃、31分	90℃、36分
Escherichia coli	55℃、20分	75℃、40分**
Bacillus subtilis 5230	120℃、0.08〜0.48分	120℃、154〜295分
B. stearothermophilus	120℃、4〜5、14分	120℃、15〜19分
Clostridium sporogenes PA 3679	120℃、0.18〜1.4分	120℃、115〜195分
Bacillus sp. ATCC 27380	80℃、61分	125℃、139時間
Aspergillus niger 分生子	60℃、0.3分	130℃、0.33分
A. flavus 分生子	55℃、3分	110℃、60分*
B. fulva 子嚢胞子	90℃、5分	140℃、1.6分
Humicola fuscoatra 厚膜胞子	80℃、108分	120℃、30分
S. cerevisiae	60℃、0.35分	140℃、0.3分
H. anomala	50℃、28.3分	115.6℃、0.77分

＊死減時間　＊＊2D死減時間

> **Q 6-9** 食品の腐敗・変敗に関する次の①〜⑦の文章のうち間違っているものはどれか。
> ① 乳酸菌は腐敗・変敗の原因菌にはならない。
> ② ご飯は *Bacillus* によって腐敗しやすい。
> ③ 鮮魚は *Pseudomonas* などのグラム陰性菌によって腐敗しやすい。
> ④ 揮発性塩基窒素は魚や肉類の腐敗の指標となる。
> ⑤ 腐敗した肉類の揮発性塩基窒素の主成分はアンモニアとトリメチルアミンである。
> ⑥ 0℃以下では食品は腐敗しない。
> ⑦ 魚肉ではK値の高いものほど腐敗も進んでいると考えられる。

正解 ① ⑤ ⑥ ⑦

解説 ① 乳酸菌は善玉菌とは限らない。ハム・ソーセージや酒類などの腐敗・変敗菌となる。一般の包装食品でも乳酸菌の増殖によって膨張を起こしたり、異臭を生じることがある。

⑤ トリメチルアミンは海産魚に含まれているエキス成分（食品の水または熱水抽出物で、呈味成分などが含まれる）のトリメチルアミンオキシドが腐敗細菌によって還元されて生成される。腐敗した海産魚ではアンモニアとトリメチルアミンが揮発性塩基窒素の主成分である。肉類にはトリメチルアミンオキシドは含まれないので、トリメチルアミンは生成しない。

⑥ 低温菌が付着している場合には0℃でも食品は腐敗する。

⑦ K値は筋肉酵素によるATPの分解の程度を尺度とした生鮮度（活きのよさ）の指標であり、この値と腐敗とは直接関係がない。市販の参考書の中には、この点の記述を間違えているものが多いように思うので、注意されたい（Q 6-4 およびQ 7-11 参照）。

Q 6-10 微生物は干物のように乾燥した食品や、新巻きサケのような塩蔵品、ジャムや羊羹のような糖分の多い食品中では増殖が抑制される。これらはそれぞれ異なった現象のようにみえるが、微生物が増殖に必要とする水分をあらわす水分活性（Aw）という考え方を用いると統一的に表すことができる。

図は食品中より分離した2種の腐敗原因菌（A、B）について増殖の最低水分活性値を知るために、ショ糖および食塩を用いて水分活性を調整したTSB（トリプチケースソイブロス）培地中での増殖を調べたものである。水分活性とショ糖および食塩濃度の関係は表の通りである。

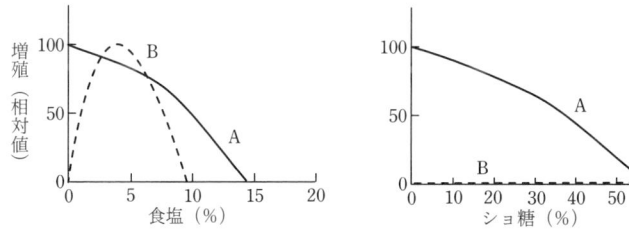

食塩（左）またはショ糖（右）で水分活性を調整した液体培地中における細菌A、Bの増殖

水溶液中の食塩およびショ糖濃度と水分活性の関係

水分活性	食塩（%）	ショ糖（%）
0.995	0.87	8.52
0.990	1.72	15.5
0.980	3.43	26.1
0.960	6.55	39.7
0.940	9.38	48.2
0.920	11.9	54.5
0.900	14.2	58.5
0.850	19.1	—
0.800	23.1	—

問1 細菌AおよびBの増殖に必要な最低水分活性はおおよそいくらか。

問2 細菌Aはショ糖でも食塩でもほぼ同じ増殖の傾向を示すのに対し、細菌Bでは大きく異なるが、その理由を考えよ。

正解 問1　A：0.90　B：0.94

問2　細菌 B は食塩で水分活性を調整した培地のみで増殖し、ショ糖で調整した培地では増殖しない。増殖のために食塩が必要であることから、好塩細菌と考えられる。細菌 A は非好塩細菌である。

解説　細菌 A は食塩では約 14％、ショ糖では 58％ まで増殖することから、その増殖下限水分活性値は約 0.90 である。細菌 B はショ糖では増殖せず、食塩の場合だけ約 9.5％（水分活性 0.94）まで増殖できる。B のように食塩無添加培地では増殖できず、増殖に食塩を要求するものを好塩細菌といい、腸炎ビブリオはこのグループである。海洋性細菌はふつう好塩細菌であるが、これらは食塩のほかに、マグネシウムやカリウムを必要とするものが多いので、培養にはこれらを培地に添加する必要がある。なお、A のように、食塩無添加でも増殖できる細菌は、好塩細菌に対して非好塩細菌といい、このうち比較的高い塩分（低い水分活性）でも増殖できるものは耐塩性細菌という。黄色ブドウ球菌はこのグループである。この性質を利用して黄色ブドウ球菌用の選択培地には 7.5％食塩添加培地が用いられている。

6 食品有害微生物の抑制と殺菌　　149

> **Q 6-11**　微生物の滅菌方法について3種類あげ、それぞれの概要を簡潔に述べよ。

解答例　(1) 乾熱滅菌：160〜180℃のオーブン（乾熱）で1時間〜30分間加熱。シャーレ、ピペットなどガラス器具の滅菌に用いる。培地などの滅菌は不可。

(2) 高圧蒸気滅菌（オートクレーブ）：1気圧の加圧蒸気下で、120℃、15〜20分間滅菌する。培地や希釈水などの滅菌に用いる。

(3) 濾過滅菌：孔径 0.2 μm 程度のメンブランフィルター（滅菌済）で除菌。加熱によって破壊されやすい成分を含む液体培地や飲料などに用いる。

解説　平成18年度厚生労働省検疫所食品衛生監視員採用試験（専門試験）問題の一部である。

解答例のほかに火炎滅菌、間欠滅菌、薬剤（アルコール、次亜塩素酸など）による滅菌、紫外線・放射線による滅菌などをあげてもよい。間欠滅菌は手間がかかるので最近はあまり用いられないが、70〜100℃、30分程度の殺菌を毎日計3回繰り返す方法で、高温では分解されやすい糖類やビタミンなどを含む培地の滅菌に用いられてきた。

なお、この設問に対しては、低温殺菌法（LTLT；low temperature long time）、高温短時間殺菌法（HTST；high temperature short time）、超高温瞬間殺菌（UHT；ultra high temperature）について解答することもできる。これらの概略については、Q 6-15 の解説を参考にされたい。

> **Q 6-12** 給食や弁当・惣菜などの調理室では「食中毒予防の3原則」として、「加熱、清潔、迅速」「殺菌、清潔、冷却」などの標語を見かける。このうち「加熱」と「殺菌」は、食中毒予防の観点からはともに菌を殺すという意味で同じである。また「清潔」とは菌を付けないという意味である。ところで、「迅速」と「冷却」も食中毒予防の観点からは同じことを意味するが、それはどうしてか。

解答例 「迅速」と「冷却」はともに微生物の増殖を防ぐという意味で同じである。「迅速」とは、食品の加工や調理、盛り付け、運搬などの際にかかる時間をできるだけ短くして、微生物の増殖を抑えるということである。また「冷却」とは、加工や調理、盛り付け、運搬などの際に食品をできるだけ低温に保ち、微生物の増殖を極力抑えるということである。

解説 調理場や加工場で食品を取り扱う際の作業従事者の心得として、「食中毒防止のための3原則」ということがよくいわれる。これを微生物学的に解釈すると、「清潔」とは、できるだけ清潔な材料を選び、取り扱いを清潔で衛生的であるように注意し、食品への微生物汚染を防ぐという意味であり、二次汚染を防ぐとともに食品の初発菌数を少なくするという点で重要である。

「迅速」は、食品を迅速に取り扱うことによって、微生物の増殖に必要な時間を与えないということであり、「冷却」は上述のように低温にすることによって微生物の増殖を抑えるということである。

「殺菌」は、加熱その他の方法で食品中の微生物をできるだけ殺滅するということである。食品の場合、殺菌の方法として、加熱は最も効果的な（確実な）方法である。食品中の細菌が食中毒を起こす菌量に達するまでの時間は、貯蔵開始時に付着している菌数によって大きく異なるので、完全殺菌でなくても、加熱などの手段によって菌数を減らすことの意味は大きい。食品の加熱は、調理だけでなく殺菌をするという役割も大きいのである。加熱後の汚染を極力減らすことも重要である。

Q 6-13 2007年9月に、宮城県内で製造された「いかの塩辛」で腸炎ビブリオによる食中毒が発生し、発症者合計は620名（推定含む）に上った。塩辛は昔は常温保存されていたにもかかわらず、食中毒が起こることはあまりなかった。食中毒が発生したのはどのような要因が大きいと考えられるか。

解答例 昔の塩辛は食塩濃度10％以上が普通であり、高濃度の食塩によって腐敗を防ぎながら、自己消化酵素の作用を積極的に活用して原料を消化して（アミノ酸などの呈味成分を増加させて）作られるのが一般的であった。このような塩辛では腸炎ビブリオのような食中毒菌は増殖できない。それに対して、最近は低塩分（食塩3〜7％程度）の塩辛が多くなり、このような塩辛では熟成させることができないので、調味料によって味付けをするようになった。低塩分であるので保存料などが用いられ、低温貯蔵が必要であるが、それでも長期保存はできない。10℃以上に置かれた場合には、腸炎ビブリオなどは増殖可能となるので、食中毒の原因となりうる。

事故の原因については、さまざまな「一般衛生管理事項」の欠落が指摘されると思われるが、最も重要なことは低塩化に伴う微生物リスクについてほとんど理解されていない点であろう。

解説 伝統的塩辛と低塩分塩辛とでは製造原理や品質が大きく異なり、貯蔵性も全く異なる。主な違いを**表31**に示しておく。

筆者は過去に、このような低塩分塩辛で食中毒が起こる危険性について述

表31. 伝統的塩辛と低塩分塩辛の比較

	伝統的塩辛	低塩分塩辛
食塩濃度	約10〜20％	約3〜7％
仕込期間	約10〜20日	約0〜3日
旨味の生成	自己消化によるアミノ酸等の生成	調味料による味付け
腐敗の防止	食塩による防腐	保存料・水分活性調整による防腐
保存性	高（常温貯蔵可）	低（要冷蔵）
製品の特徴	保存食品	和えもの風

べているので、以下に引用しておく。

　「近年、健康上の理由や冷蔵庫の普及などにより、低塩分の食品が好まれ、メーカも消費者ニーズに合わせた食品を作っていくということで、多くの食品が低塩化の傾向にある。塩辛もその例外ではないが、果たして消費者が上に述べたような塩辛の中身の変化までを熟知して低塩化を歓迎しているかというと疑問である。

　塩辛はもともと保存のために生まれたものであるが、最近の低塩分塩辛は常温では腐敗しやすく、また製品の塩分やpHなどから考えると、ブドウ球菌や腸炎ビブリオなどの食中毒菌も十分増殖が可能であり、現実に食中毒事例も報告されている。したがって、これらの低塩分塩辛では低温貯蔵など別の保存手段を講じる必要がある。一方、数は少ないが、伝統的な方法で作られている塩辛ではこのような心配はほとんどなく、常温流通が可能である。しかし店頭で消費者がこれらを見分けることは難しく、両者は同列に扱われがちである。これら2つの塩辛の質的な差異を十分理解した上での品質管理や衛生対策が望まれる。」(『塩辛・くさや・かつお節』恒星社厚生閣、1992（改訂版2001）より)

　「低塩分塩辛の中には雲丹やたらこをまぶし、原料の味をうまく生かした美味しい製品も多くみられる。しかしこれらの製品も塩辛というよりは、和えものの性格が強く、昔の塩辛に馴れた人たちからは「イカさま」と呼ばれかねない。低塩分塩辛や和えもの風塩辛を塩辛といって消費者の混乱を招くよりは、「調味塩辛」とでも呼んで伝統塩辛とは区別してはどうであろうか。

　流通関連業界では期限表示やPL法などの関係から、出荷や納入時の品質判定のために、一定の菌数値を設けていく傾向にある。塩辛についても1g当たり10^5が賞味期限の一応の目安と考えられているようで、全国珍味商工業組合連合会でも最近そのような方向でのガイドラインをまとめている。しかしこの基準は熟成を伴わない低塩塩辛に限っては適用できるが、長期間熟成をさせて造られる伝統塩辛には、もともと10^7/g程度の細菌がいるので、その製造の原理から考えても、このような基準を適用することは意味がない。むしろ一般の加工食品とは違う、発酵食品としての特徴を主張すべきであろう。」(『魚の発酵食品』成山堂書店、2000より)

6　食品有害微生物の抑制と殺菌

Q 6-14　細菌性食中毒予防の3原則をあげ、それぞれ具体例を述べよ。

解答例　食中毒予防の3原則とは、「① 付けない、② 増やさない、③ 殺す」、または「① 清潔、② 迅速（または冷却）、③ 加熱」である。

①の具体例としては、食品を扱う場所や設備、器具などを清潔にしておくこと、従事者の手指の洗浄消毒を行うこと、原材料ごとに容器などに入れておくこと、調理器具を原材料の種類（野菜と肉、生ものと調理済み食品など）ごとに使い分けることなどが重要である。

②の例としては、下ごしらえ、調理、加工などの工程において食品を迅速に取り扱うこと、調理、製造後は速やかに提供し、食べるようにすること、室温放置を避けることなどがあげられる。

③の例としては、食品を菌が死滅する温度・時間で加熱することが効果的である。

解説　平成20年東京都衛生監視員採用試験の問題である。

食中毒予防の3原則についてはQ 6-12でも取り上げたが、これを微生物学的に説明すると、① 食品に付着している微生物の数をできるだけ少なくする（「付けない」、「清潔」）、② 何らかの手段により食品中の微生物の増殖を抑制する（「増やさない」、「迅速（または冷却）」）、③ 食品に付着している微生物を殺菌する（「殺す」、「加熱」）、ということになる。

なお、この②と③は「食品保存の原理」にも共通する考え方であり、干物や塩蔵品、酢漬けなどは②を利用した保存食品であり、缶詰、瓶詰めやレトルト食品は、③を利用したものである。

> **Q 6-15** 殺菌に関する記述である。正しいものの組合せはどれか。
> a) LTLT 殺菌は高温短時間殺菌のことである。
> b) 酸性 pH では食品の加熱殺菌が容易である。
> c) 一定温度で元の微生物数を 1/10 に減少させるのに要する加熱時間を D 値という。
> d) 芽胞形成細菌は紫外線殺菌によって殺菌されない。
> ① a と b ② a と c ③ a と d ④ b と c ⑤ c と d

正解 ④

解説 a) LTLT は Low Temperature Long Time の略で、低温殺菌のこと。62〜65℃で保持式殺菌機で行われる。高温短時間殺菌は HTST (High Temperature Short Time) で、72〜85℃で 2〜15 秒、プレートヒーターで行われる。牛乳の殺菌には、120〜150℃、0.5〜4 秒の UHT (Ultra High Temperature、超高温瞬間殺菌) 法が最も多く用いられている。

b) pH3.7 未満の高酸性食品中では有胞子細菌は生き残っても増殖できないとの考えから、通常は無胞子細菌を殺菌し得る程度の比較的低い温度での殺菌が行われている。しかし最近は、輸入原料とともに新しい菌も持ち込まれており、野菜ジュースなどの新しい変敗菌として pH2〜4 が最適増殖範囲の耐熱性細菌 *Alicyclobacills acidoterrestris* が報告されているので注意が必要である。

c) 正しい。D 値は Decimal reduction value のことである。

d) 細菌芽胞 (胞子) は紫外線によって殺菌できる。紫外線に対する抵抗性はカビが強く、細菌の胞子は酵母と同程度かやや強い程度である (Q 6-6 の図 20 参照)。加熱殺菌では細菌胞子の抵抗性が最も強く、カビ胞子、酵母胞子は熱には弱い。無菌包装システムの包材などの殺菌には、低濃度の過酸化水素水と紫外線照射の併用が行われている。

7 有害微生物の培養・観察と腐敗の判定

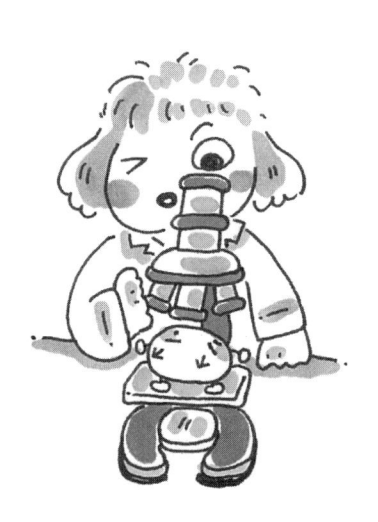

Q 7-1 あるメーカーでは辛子明太子（要冷蔵、10℃以下貯蔵）の菌数上限値を 10^5/g とし、その値に達する日数の 8 割の日数を賞味期限として設定している。図は、賞味期限を設定するために 10℃で貯蔵試験を行い、食品衛生法で定められている一般生菌数測定法（標準寒天培地を用い、35℃ 2 日間培養後に計数する）によって生菌数を測定した結果を示したものである。生菌数は 15 日目に 10^5/g に達したので、このメーカーでは辛子明太子の賞味期限を 12 日間に設定した。しかし、この賞味期限設定の方法は不適当と考えられる。それはなぜか、100 字程度で説明せよ。

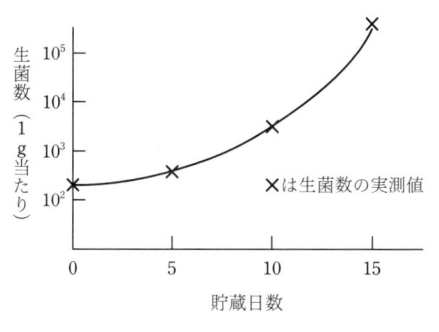

解答例 辛子明太子を 10℃で貯蔵した際に増殖して腐敗原因となるのは、中温細菌よりも、原料に由来する低温細菌（海洋細菌）である。これらは培養温度の 35℃ではほとんど増殖できないため、この結果から賞味期限を設定するのは不適当である。

解説 食肉や魚肉などを低温貯蔵した際には、主に低温細菌が増殖する。これらの増殖温度の上限はふつう 20〜25℃以下である。したがって、このような食品の賞味期限設定のための生菌数測定は、低温細菌が増殖可能な温度（20℃）で行う必要がある。なお、海洋細菌は塩分要求性があるため、培地は半海水またはそれに近い組成のものが望ましい。

Q 7-4 も参照されたい。

Q 7-2 (1) 顕微鏡で観察している対象物の大きさを測定するには、対物ミクロメーターと接眼ミクロメーターを併用する。接眼レンズ（×10）、対物レンズ（×20）を使用した時、対物ミクロメーターと接眼ミクロメーターが図1のように見えた。このとき、接眼ミクロメーターの1目盛りはいくらか。正しい値を選べ。ただし対物ミクロメーターには1mmを百分割した目盛りが打ってあるとする。

　ア）25 μm　イ）50 μm　ウ）65 μm　エ）70 μm　オ）80 μm

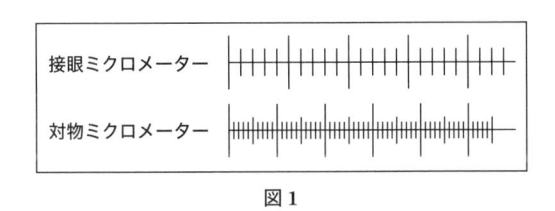

図1

(2) 上記と同じ条件で図2の長方形の物体を観察した。この物体の長軸方向の長さを測定したい。どのようにすればよいか。最も適切なものを選べ。

　カ）プレパラートを動かす
　キ）接眼レンズを回転させる
　ク）対物レンズを回転させる
　ケ）ピント合わせを再度行う
　コ）レボルバーを回転させる

図2

正解　(1)　ア）　　(2)　キ）

解説　2002年の自治医科大学医学部（第1次試験）の生物1Bの問題の一部である。(1) 対物ミクロメーターの1目盛りは10 μm である。接眼ミクロメーターの20目盛りが対物ミクロメーターの50目盛りと一致しているので、接眼ミクロメーター1目盛りは $(50/20) \times 10$ μm。

(2) 接眼レンズの目盛りを物体の長軸と平行になるように回転させる。

> **Q 7-3** 食品の希釈液を寒天培地上に塗抹して培養すると、大小さまざまなコロニーが出現する。コロニーに関する次の記述のうち正しいものはどれか。
> (1) サイズの大きい細菌ほど大きいコロニーを形成する。
> (2) 大きいコロニーを形成している細菌はもとの食品中で数が多かった菌群である。
> (3) 食品中での増殖速度が速い細菌は平板上でも大きいコロニーを形成することが多い。
> (4) 酵母のコロニーは一般に細菌のコロニーより大きい。
> (5) 1個のコロニーに含まれている菌数は、コロニーの大小にかかわらずほぼ同じ桁数である。
> (6) 培養温度が10℃でも30℃でも、培養時間を延ばせば最終的に得られるコロニー数は同じである。
> (7) 食品中の細菌がすべてコロニーをつくるとは限らない。

正解 (7)

解説 コロニーは食品中や自然界の微生物が寒天培地上で増殖して眼で見えるようになったものである。培地の栄養やpH、食塩濃度、培養時の温度や気相条件などで増殖速度が異なるので、コロニーに大小が生ずる。コロニーの大きさと微生物自体の大きさとは関係しない。また、食品中には増殖温度域の異なる複数の細菌が含まれていることが多いので、培養温度により一般にコロニー数は異なることになる。

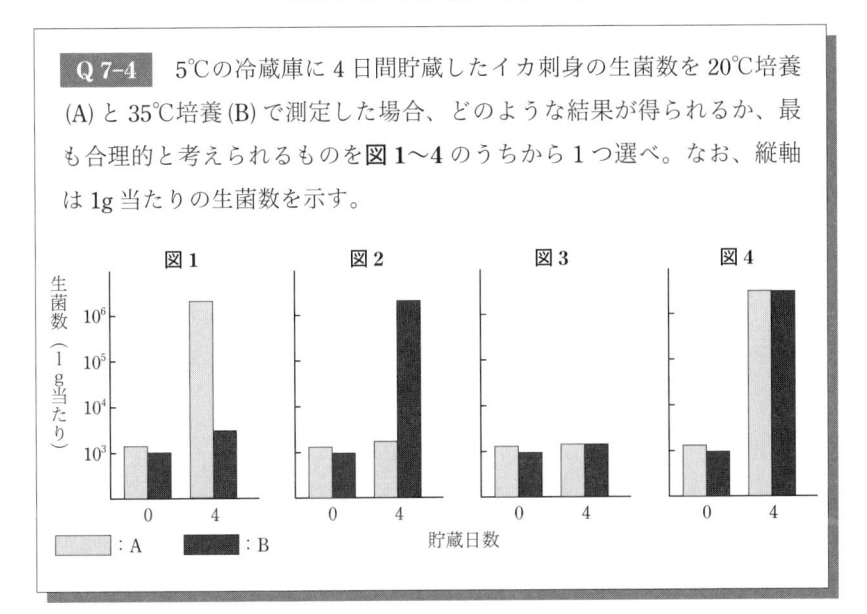

7 有害微生物の培養・観察と腐敗の判定　　159

Q 7-4　5℃の冷蔵庫に4日間貯蔵したイカ刺身の生菌数を20℃培養(A)と35℃培養(B)で測定した場合、どのような結果が得られるか、最も合理的と考えられるものを**図1～4**のうちから1つ選べ。なお、縦軸は1g当たりの生菌数を示す。

生菌数（1g当たり）

図1　図2　図3　図4

貯蔵日数

□：A　■：B

正解　図1

解説　Q 7-1と関連した問題である。貯蔵初期に付いている細菌のうち5℃貯蔵中に増殖するのは低温細菌が主であり、それらの多くは、増殖温度の上限が20～25℃で、35℃培養では増殖できないが、20℃培養では計数される。この問題では最初に付着している低温細菌と中温細菌の菌数をほぼ同じとしてあるが、両者の菌数は季節や海域などによっても異なる。

実際に魚介類の生菌数を調べた例でも、**表32**のように培養温度によって大きく異なることがわかる。

表32.　生菌数に及ぼす培養温度の影響

試　料	35℃培養	20℃培養
イカ（生鮮）	1.4×10^4	1.1×10^5
（5℃腐敗）	5.9×10^4	1.8×10^8
マイワシ（生鮮）	8.6×10^3	2.5×10^4
（5℃腐敗）	8.8×10^5	1.6×10^8

Q 7-5 顕微鏡観察で大きさを測定する場合には、ミクロメーターを使う。以下の（A）、（B）に適切な数字（小数点以下一桁）を記せ。

対物ミクロメーターは、スライドグラス中央に長さ1mmを百等分した目盛りがついている。つまり、対物ミクロメーター1目盛りは10μmである。接眼レンズのところに接眼ミクロメーターを入れて、対物ミクロメーターを拡大して見た。接眼ミクロメーター20目盛りと、対物ミクロメーター11目盛りが一致した。

このとき、接眼ミクロメーター1目盛りは（A）μmである（図参照）。

次に、対物ミクロメーターをはずして細胞を観察したところ、接眼ミクロメーター9目盛りと一致した。その細胞の大きさは、（B）μmである。

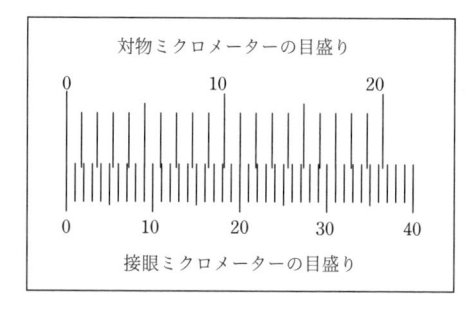

正解 (A) 5.5　　(B) 49.5

解説 平成15年東海大学の生物IBの問題の一部である。

ある倍率での対物ミクロメーターの長さを、いったん接眼ミクロメーターに記憶させておいて、それで対物ガラス上の物体の大きさ（長さ）を測ることになる。

この例では、接眼ミクロメーター20目盛りが対物ミクロメーター11目盛りであるので、接眼ミクロメーター1目盛り＝(11×10μm)/20＝5.5μmである。観察した細胞の大きさは、5.5μm×9＝49.5μmとなる。

7　有害微生物の培養・観察と腐敗の判定　　　　161

Q 7-6　　グラム染色に用いる試薬の組合せとして正しいものを下記の①～⑤のうちより選べ。

① 石炭酸フクシン、メチレンブルー、硫酸
② クリスタルバイオレット、ルゴール液、アルコール、サフラニン
③ 20％タンニン酸水溶液、レフラーの媒染剤、石炭酸フクシン
④ マラカイトグリーン、サフラニン
⑤ メチレンブルー

正解　②

解説　①と④は胞子染色に、③は鞭毛染色に、また⑤は単染色に用いる。グラム染色は細菌の分類上、最も重要な染色法である。具体的には次のように行う。

1) 水道水を1滴白金耳に取り、きれいにふいたスライドグラスに載せる。
2) 白金線で被検菌の新しい培養を微量取り、水滴とよく混合し、薄く均等に広げ、風乾する（染色法の良否の目安として、塗抹標本の両脇に対照菌としてブドウ球菌（陽性）および大腸菌（陰性）を塗り、同時に染色することが望ましい）。
3) 完全に乾燥したら、塗抹面を上にして、ガスバーナー中を3回往復させて火炎固定する。
4) 塗抹面にクリスタルバイオレット液を滴下し、1分間染色する。
5) 水道の細い水流で染色液を洗い、水が無色になれば終点とする。水道水が直接塗抹部に当たらないように裏から水をかけるほうがよい。
6) 再び塗抹面を上にし、ルゴール液を滴下して1分間放置する。
7) 5)と同様にして水洗する。
8) 純エタノールを入れたビーカー中で15～60秒程度スライドグラスを軽く動かしながら脱色する（スライドグラスから流れる液が無色になったら終点とする）。

9) 5)と同様にして水洗する。
10) サフラニン液を滴下し、1分間染色する。
11) 5)と同様にして水洗し、風乾する。
12) 1,000〜1,500倍で検鏡し、細胞が濃い紫色に染まったものをグラム陽性、淡赤色のものを陰性と判定する。

以上の手順と対照菌（ブドウ球菌と大腸菌）の染色状態をわかりやすく**図22**にまとめておく。グラム染色性は9)までの手順で区別できるが、脱色されたままの大腸菌は顕微鏡下では観察しにくいので、サフラニンで対比染色をする。

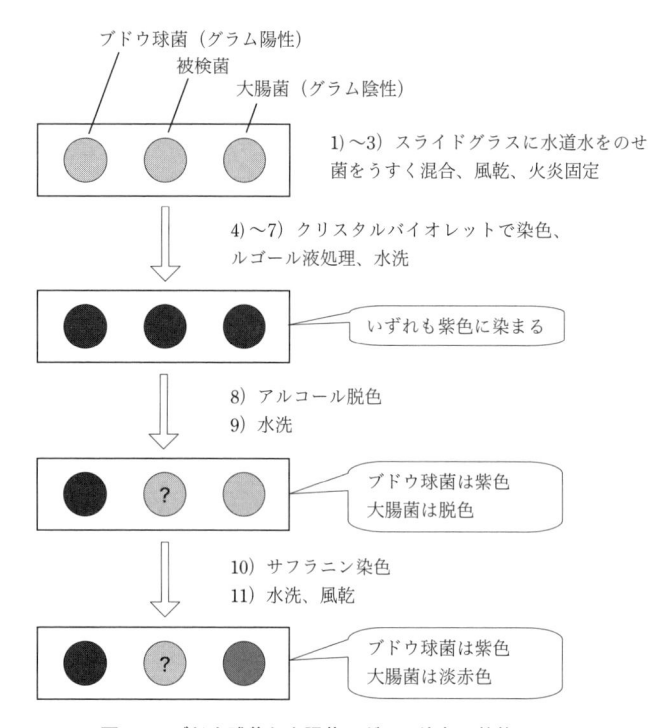

図22. ブドウ球菌と大腸菌のグラム染色の状態

Q 7-7 食品の腐敗判定法について 400〜500 字程度で説明せよ。

解答例 腐敗判定には、官能的方法、細菌学的方法、化学的方法がよく用いられる。

(1) 官能的方法：食品の味やにおい、外観などから判断する方法で、日常的に市場や店頭でも用いられている方法である。

(2) 細菌学的方法：生菌数を測定することにより、食品の腐敗を判定する方法で、食品 1g 当たりの生菌数が 10^7〜10^8 になると腐敗に達していることが多い。生菌数の測定にはふつう、標準寒天培地を用いて 35℃で 24〜48 時間培養する方法が用いられる。

(3) 化学的方法：細菌の腐敗産物である揮発性塩基窒素（VBN）などを測定する方法である。肉や魚では VBN が 25〜30mg/100g に達すると初期腐敗とみなされる。海産魚介類では VBN のほか、トリメチルアミンが腐敗の指標に用いられる。一般に 2〜7mg-N/100g で初期腐敗と考えられる。

解説 (1) 官能的方法：においや味のような検査項目については機器分析を上回る感度を示すことがあり、また総合的な評価が得られるので、腐敗の要因が特定できない場合や、異味、異臭を判定するような場合にはとくに有効である。

(2) 細菌学的方法：自然界の微生物は多様であり、すべての微生物を同時に検出できる培地や培養条件を設定することはできないので、得られた生菌数がいつも食品中の全生菌数を表しているとは限らない。食品の種類によっては、培地に食塩を加えたり、低温や嫌気条件で培養するなどの工夫が必要である。

(3) 化学的方法：VBN は食品の抽出液をアルカリ性にしたときに揮発する窒素化合物の総称である。食肉ではアンモニアが主な成分であるが、海産魚介類ではアンモニアのほかにトリメチルアミンが含まれる。嫌気条件下で食品が腐敗する場合には、VBN よりはギ酸、酢酸、酪酸などの有機酸がよい指標となる。

> **Q 7-8** 微生物実験の特徴について述べた次の文章の①〜④に入る適当な用語を下記の語群の中から選びなさい。
>
> 　微生物実験では化学実験と異なる点がいくつかある。微生物はわれわれの生活空間のどこにでも存在しているため、実験の際はそれらの影響を受けないようにして、対象とする微生物だけを取り扱う必要がある。そのため、まず、使用する器具や培地などはあらかじめ ① しておく必要がある。その方法として普通用いられるのが、乾熱 ① と高圧蒸気 ① である。後者は ② ともいう。また、 ① された器具や培地を用いても、実験中に空気中や手指などの微生物が混入しないようにする必要があり、例えば、実験室はあらかじめ扉を閉めて風の流れがないようにしたり、試験管のキャップを開けるときにはガスバーナーの近くで行い、管口を軽く火炎に通したり、ピペットの先が机や白衣に触れたりしないようにしなければならない。このような雑菌混入を避ける方法のことを ③ という。微生物実験では目で見えない微生物を扱うため、これを培地上で目で見えるようにするためには ④ を行う必要がある。
>
> **【語群】**① 洗浄、滅菌、制菌、精製、乾燥、除菌
> 　　　　② クリーンベンチ、オートクレーブ、低温殺菌、間欠滅菌、高温短時間滅菌
> 　　　　③ 無菌操作、純粋分離、画線操作、除菌、制菌
> 　　　　④ 培養、鏡検、純粋分離、制菌、電気泳動

正解　① 滅菌　② オートクレーブ　③ 無菌操作　④ 培養

解説　微生物実験では、乾熱滅菌と高圧蒸気滅菌がよく用いられる。乾熱滅菌は、電気またはガスで加熱した160〜180℃の庫内で30〜60分程度滅菌する方法で、ガラス器具や金属製の器具の滅菌に用いられる。高圧蒸気滅菌は加圧蒸気下で、120℃、15〜20分加熱する方法で、培地や希釈水などの滅菌に用いられる。

7 有害微生物の培養・観察と腐敗の判定

Q 7-9 次の①〜④は、グラム染色法の手順に関する記述であるが、文中の空所A〜Dに該当する語を解答欄に記入せよ。

① 材料をスライドグラスに塗抹・乾燥・固定後、その上に A のアルコール溶液1に対して B 水溶液4の割合で混ぜたもの（Hucker液）をのせ1分間染色する。

② 軽く水洗した後、 C を注ぎ1分間媒染する。

③ アルコールで1分間脱色して、水洗する。

④   D で30秒間染色、乾燥した後に鏡検する。

正解 A：クリスタルバイオレット　B：シュウ酸アンモニウム
C：ルゴール液　D：サフラニン液

解説 平成19年度東京都採用試験の専門問題（衛生監視）である。

染色時の条件（染色液の状態、染色時間など）によって染まり方が異なるので、対照として大腸菌（グラム陰性）とブドウ球菌（グラム陽性）を同時に染色する。具体的な染色方式についてはQ 7-6で述べたので参照されたい。

グラム染色性は、細菌の細胞壁構造の違いによって異なり、①および②で染色後、③により脱色されるもの（④によりピンク色に染まる）をグラム陰性、脱色されず紫色に染まるものをグラム陽性菌という。細菌分類の最も基本的な項目であり、グラム陰性菌には大腸菌のほか、サルモネラ、ビブリオ、カンピロバクター、シュードモナス（いずれも桿菌）などがある。グラム陽性菌には桿菌と球菌があり、桿菌には胞子を持つもの（ボツリヌス菌、ウエルシュ菌、セレウス菌、納豆菌など）と持たないもの（リステリア、コリネバクテリウム、ラクトバチルスなど）がある。グラム陽性球菌はブドウ球菌のほか、ミクロコッカス、ストレプトコッカス、ラクトコッカスなどである。

> **Q 7-10** 衛生指標微生物に関する記述である。正しいのはどれか。
> (1) 大腸菌群とは、芽胞形成細菌の総称である。
> (2) 一般細菌数（生菌数）は、嫌気的条件で増殖する中温細菌数を計測して求める。
> (3) 加熱食品では、大腸菌群を指標として使用できない。
> (4) 冷凍食品の指標菌として、腸球菌は大腸菌より有用である。
> (5) 飲用乳では、一般細菌数（生菌数）は陰性でなければならない。

正解 (4)

解説 第22回（平成20年）管理栄養士国家試験問題である。

（1）人や動物の糞便汚染の指標として、大腸菌が糖（はじめはグルコース、後に乳糖）からガスを産生するという性質を用いる方法が1892（明治25）年に提唱された。このような性質の細菌は大腸菌以外にも、*Enterobacter* や *Klebsiella*、*Citrobacter*、*Serratia* などがあることはまもなくわかったが、この方法は簡単であるので、その後食品や水の糞便汚染の検査に使われるようになり、このようにして検出される菌群のうち次のような性質を満たすものを大腸菌群と呼ぶようになった。すなわち、大腸菌群（coliforms）とは、一定の試験法により、48時間以内に乳糖を分解して酸とガスを産生する好気性・通性嫌気性のグラム陰性無胞子桿菌の総称である。

IMViC試験（インドール産生、メチルレッド反応、Voges-Proskauer反応、クエン酸利用能）は、これらの菌群を大腸菌とそれ以外の菌群にパターン分けするための方法である。

大腸菌群のうち大腸菌だけを特定する試験は手間がかかるので、ECテストといって、44.5℃での増殖と乳糖発酵・ガス産生能だけを調べて推定する方法がある。これにより、44.5℃で増殖し、乳糖を分解してガスを産生する菌群を糞便系大腸菌群（faecal coliforms）という。

大腸菌と大腸菌群、糞便系大腸菌群の関係は次頁の**図23**の通りである。

（2）標準寒天培地またはトリプチケースソイアガーなど、一般的な培地

で、35℃または37℃（例外あり）、24時間または48時間の好気培養（静置培養）で形成されたコロニー数をもとに算出される菌数を一般細菌数と呼んでいる。このような培養条件から外れた嫌気性細菌や低温細菌、好塩細菌などは検出されない。

(3) 大腸菌は加熱によって死滅するので、加熱後の汚染指標として使用できる。

(4) 大腸菌は凍結に弱いが、腸球菌は凍結に対する抵抗性が非常に強いので、冷凍食品の汚染指標として大腸菌より有用である。

(5) 乳等省令により生乳の細菌数（直接固体鏡検法）は 1ml 当たり 400万以下、牛乳の細菌数（標準寒天平板法）は 1ml 当たり 5 万以下、その他の乳製品（発酵乳などを除く）は種類によって 1ml または 1g 当たり 3 万〜10 万以下と規定されている。ただし、常温保存可能品は一定の保存試験後 0/ml でなければならない。詳しい成分規格は p.42 の表を参照のこと。

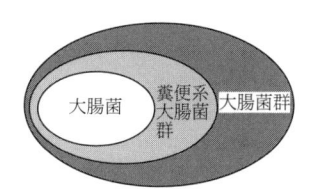

図 23. 大腸菌と大腸菌群の関係

> **Q 7-11** 次の①〜⑤のうち、海産魚の腐敗指標として適当なものを3つ選びなさい。
>
> ① K値 ② VBN ③ ヒスタミン ④ 生菌数 ⑤ トリメチルアミン

正解 ② ④ ⑤

解説 腐敗は微生物の増殖に伴って起こる現象であるので、その指標となる物質は微生物の増殖や活性と関連したものである必要がある。

食品の腐敗判定法については Q 7-7 で取り上げたので参照されたい。

K値は ATP の分解に基づいた鮮度指標であるが、これは魚の自己消化酵素によるもので、細菌は直接関与しない。図 24 に示すように、K値は腐敗が起こる前のきわめて早い時期の生鮮度（活きのよさ）の指標となるが、腐敗とは関係がない。腐敗の指標であるトリメチルアミンはそれよりずっと遅れて 10 日目以降に増加している。極端な例では、K値が 100％であっても全く腐敗していないこともある。教科書や参考書の中には、「K値が何％以上になると腐敗と判定される」というように説明しているものもあるが、これは誤りであるので注意されたい。なお、K値については Q 6-4 で詳しく説

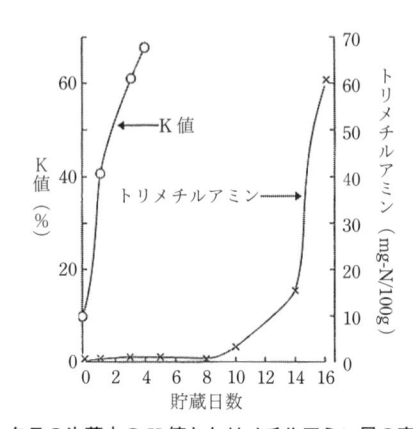

図 24. タラの氷蔵中の K 値とトリメチルアミン量の変化（内山）

明したので参照されたい。

VBN は揮発性塩基窒素のことで、海産魚ではアンモニアとトリメチルアミンが主要な成分であり、魚に限らず食品の腐敗指標として古くから用いられている（図 25 参照）。

ヒスタミンはアレルギー様食中毒の原因物質であり、ヒスチジン脱炭酸酵素をもった細菌（ヒスタミン生成菌）によって生成されるが、腐敗の指標とはならない。腐敗の指標になるには、腐敗細菌数とヒスタミン生成菌（ヒスタミン量）の間にある程度相関があることが必要であるが、魚に付着しているヒスタミン生成菌の種類や数は試料によって大きく異なり、さらにヒスタミンの蓄積量はヒスタミン分解細菌によっても影響を受けるからである。その結果、魚の貯蔵中のヒスタミン量変化は、図 26 のように同じ魚種でも試料によって大きく異なることになる。ヒスタミンのほか、カダベリンやアグマチンのようなポリアミン類も、同じ理由で腐敗の指標にはならない。

トリメチルアミンは海産魚介類のエキス成分であるトリメチルアミンオキシドが（腐敗）細菌のトリメチルアミンオキシド還元酵素によって生成され、腐敗とともに増加するので、腐敗の指標となる。トリメチルアミンオキシドは海産魚介類に特有の成分であるので、淡水魚や牛肉、豚肉、鶏肉などではトリメチルアミンは腐敗指標とはならない。

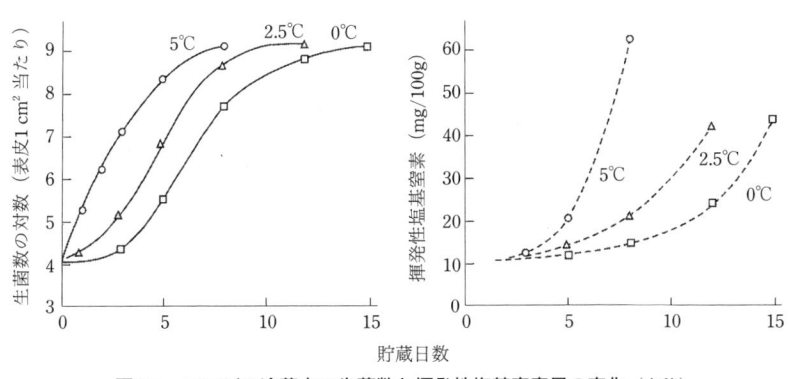

図 25.　マアジの冷蔵中の生菌数と揮発性塩基窒素量の変化（奥積）

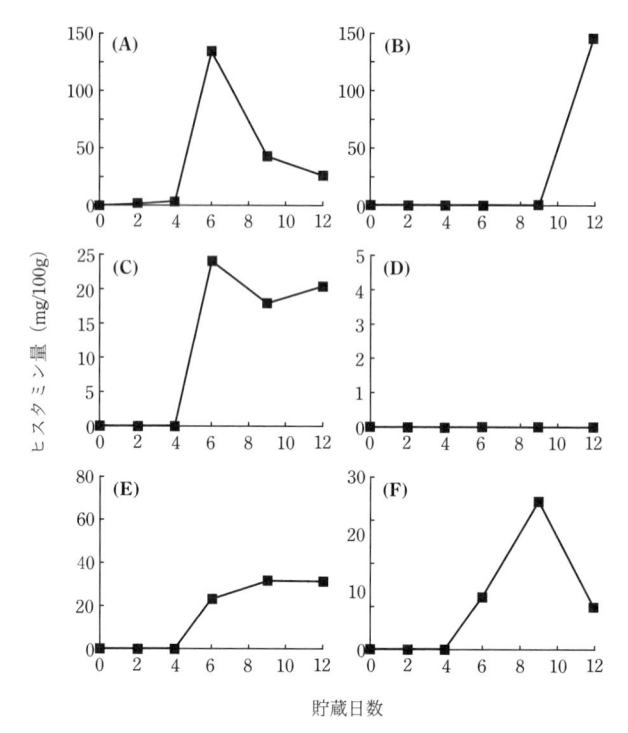

図26. マサバの5℃貯蔵中のヒスタミン量の変化 (佐藤ら)
(A) 5月、(B) 7月、(C) 9月、(D) 11月、(E) 1月、(F) 3月

　生菌数も当然腐敗指標となる。ただし、海産魚のように好塩性・低温性細菌が腐敗の優勢菌と考えられる場合には、培地の塩分濃度や培養温度などを考慮する必要がある。

8 HACCPシステム

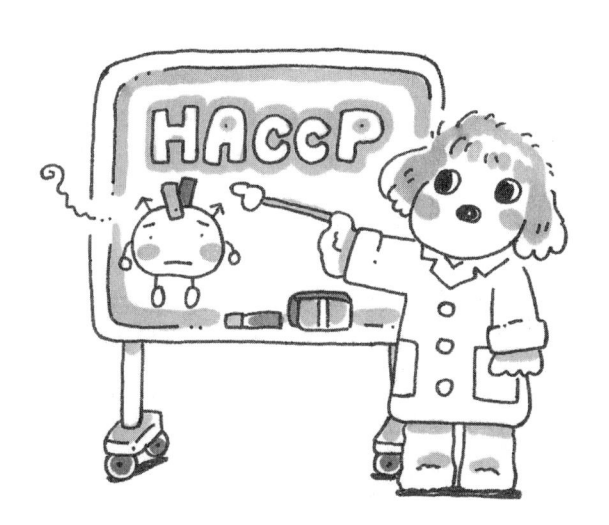

8　HACCPシステム

> **Q 8-1**　HACCP（危害分析重要管理点）方式に基づく食品の衛生管理に関する次の(1)、(2)に答えよ。
> (1) HACCP方式に基づく食品の衛生管理方法の特徴を説明せよ。
> (2) HACCP方式に基づく危害防止プランの作成に当たり求められる7原則をあげよ。

解答例　(1) HACCPは、従来のように少数の最終製品の微生物学または物理・化学的検査に基づいて衛生管理を行うのではなく、7つの基本原則に沿って、食品の原材料の生産から最終製品の消費に至るまでの各段階ごとに発生するおそれのある危害因子とその発生要因をあらかじめ分析し、それを防除するために必須な対策を立て、これがいつも守られていることを監視・モニタリングし、記録することにより、危害の発生を未然に防止する合理的な衛生管理システムである。

このシステムの特徴として以下のような事項があげられる。
◎ 製品、製造方法、施設ごとに適用される。
◎ 食品衛生上発生する恐れのある危害を合理的に防止できる。
◎ このシステムが効率よく機能するためには、一般的衛生管理事項が実施されていることが必要である。
◎ 重要管理点を設定し、それについて管理（モニタリング）する。
◎ 記録と文書化により継続的な安全保障ができる。

(2) 7原則とは、それぞれの製品、製造ラインごとに、危害分析、重要管理点の決定、管理基準の確立、モニタリング方法の確立、管理基準逸脱時の措置の確立、検証方法の確立、記録の保管システムの確立をすることであり、具体的には次の通りである。

原則1（危害分析）：原材料および加工工程について発生しうるすべての危害原因物質をリストアップし、それらの発生要因および制御のための防止措置を明らかにする。

原則2（重要管理点の決定）：フローダイヤグラムの各段階において、食品衛生上の問題発生が起こらないところまで危害の原因物質をコントロール

（除去または低減）できる手順、作業段階を重要管理点（CCP）と決定する。CCPの数はできるだけ少なくすることが大切であり、一般的衛生管理プログラムで管理できるものは除く。

　原則3（管理基準の確立）：各CCPごとに危害制御のための管理基準を設定する。管理基準には温度－時間、水分活性、pH、食塩濃度、官能的所見などが用いられる。

　原則4（モニタリング方法の確立）：管理基準が許容範囲内にあることを測定または観察する方法を設定する。モニタリングは連続的に行うことが望ましいが、それができない場合はCCPが正常な管理下にあることが十分保証できる頻度で行わなければならない。

　原則5（管理基準逸脱時の措置の確立）：逸脱が生じた時、工程に対して誰がどのような是正措置をとるのか、逸脱した製品の処置（廃棄など）はどのようにするのかなどを明記しておく。

　原則6（検証方法の確立）：HACCPが計画通り機能しているか、また有効に機能しているかの検証方法を決めておく。

　原則7（記録の保管システムの確立）：上記のチェック、検証、措置などを文書化して保管する方法を決めておく。

解説　平成16年度東京都特別区採用試験（衛生監視）の問題である。

上の原則1〜7を含むHACCPシステムを作り上げるためには、その準備段階として次の手順1〜5が必要である。

　手順1：HACCPチームの編成
　手順2：製品の記述
　手順3：製品の用途と使用法の確認
　手順4：フローダイヤグラムの作成
　手順5：フローダイヤグラムの現場確認

上の原則1〜7（手順6〜12に相当）と合わせて、HACCPの7原則12手順といわれる。

HACCPでの毎日の作業は上の原則1〜7で決められた通り（マニュアルの通り）行い、記録をとることが重要である。

Q 8-2 次の文章は食品安全委員会の用語集から、リスク分析に関する部分を引用したものである。①〜③に当てはまる適当な用語を記入せよ。

食品の安全性に関する「リスク分析」とは、食品中に含まれる ① を摂取することによって人の健康に悪影響を及ぼす可能性がある場合に、その発生を防止し、またはそのリスクを最小限にするための枠組みをいう。

ここで、 ① とは「健康に悪影響をもたらす原因となる可能性のある食品中の物質または食品の状態。例えば、有害な微生物、農薬、添加物や人の健康に悪影響を与えうる食品自体に含まれる化学物質などの生物学的、化学的または物理的な要因がある」

また「リスク」とは「食品中に ① が存在する結果として生じる健康への悪影響が起きる可能性とその程度（健康への悪影響が発生する確率と影響の程度）」である。

リスク分析は ② 、 ③ およびリスクコミュニケーションの3つの要素からなっており、これらが相互に作用しあうことによって、リスク分析はよりよい成果が得られる。

ここで、 ② とは「食品中に含まれる ① を摂取することによって、どのくらいの確率でどの程度の健康への悪影響が起きるかを科学的に評価すること（政策・措置の見直しを含む）」、 ③ とは「 ② の結果を踏まえて、すべての関係者と協議しながら、リスク低減のための政策・措置について技術的な可能性、費用対効果などを検討し、適切な政策・措置を決定、実施すること」である。またリスクコミュニケーションとは「リスク分析の全過程において、リスク評価者、リスク管理者、消費者、事業者、研究者、その他の関係者の間で、情報および意見を相互に交換すること（ ② の結果および ③ の決定事項の説明を含む）」である。

正解 ① ハザード（または危害要因） ② リスク評価 ③ リスク管理

8 HACCPシステム

解説 わが国の食品行政におけるリスク分析の考え方（リスク評価、リスク管理およびリスクコミュニケーションの関係）は図27の通りである。リスク評価は食品安全委員会が、リスク管理は厚生労働省と農林水産省が担い、リスクコミュニケーションは3つの機関が個別に、あるいは協力して行っている。

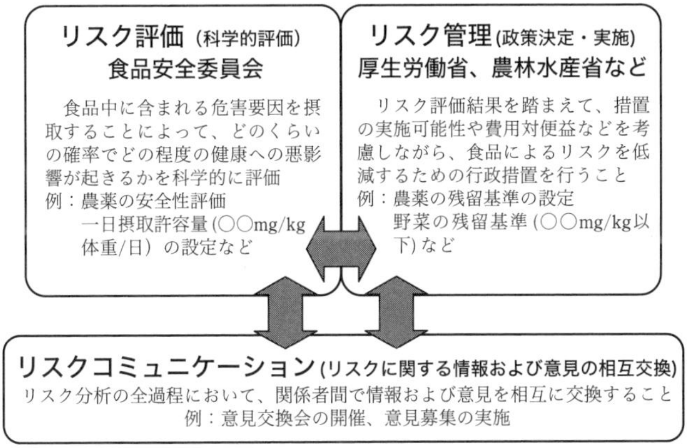

```
┌─────────────────────────┐  ┌─────────────────────────┐
│ リスク評価（科学的評価）│  │ リスク管理(政策決定・実施)│
│   食品安全委員会        │  │ 厚生労働省、農林水産省など│
│                         │  │                         │
│ 食品中に含まれる危害要因│  │ リスク評価結果を踏まえて、│
│ を摂取することによって、│  │ 措置の実施可能性や費用対 │
│ どのくらいの確率でどの程│  │ 便益などを考慮しながら、 │
│ 度の健康への悪影響が起き│  │ 食品によるリスクを低減す │
│ るかを科学的に評価      │  │ るための行政措置を行うこと│
│ 例：農薬の安全性評価    │  │ 例：農薬の残留基準の設定 │
│  ―一日摂取許容量(○○mg/kg│  │  ―野菜の残留基準(○○mg/kg│
│    体重/日)の設定など   │  │    以下)など            │
└─────────────────────────┘  └─────────────────────────┘
              ⇕                        ⇕
┌─────────────────────────────────────────────────────┐
│ リスクコミュニケーション(リスクに関する情報および意見の相互交換)│
│ リスク分析の全過程において、関係者間で情報および意見を │
│ 相互に交換すること                                   │
│ 例：意見交換会の開催、意見募集の実施                 │
└─────────────────────────────────────────────────────┘
```

図27. 食品行政におけるリスク分析の考え方（食品安全委員会）

Q 8-3 調理工程管理における HACCP 導入に関する記述である。正しいものの組合せはどれか。

a) 食中毒防止は、HACCP における一般的な衛生管理事項を徹底すれば可能である。
b) 各料理の調理工程の危害分析を行い、重要管理点を定める。
c) 重要管理点の管理基準は、温度、時間、pH 等のパラメーターで設定する。
d) 食品の加熱は、中心部温度 90℃以上とする。

(1) a と b　　(2) a と d　　(3) b と c　　(4) b と d　　(5) c と d

正解 (3)

解説 第 16 回（平成 14 年）管理栄養士国家試験問題である。
　正しいのは b) と c) である。a) の「一般的な衛生管理事項」は HACCP を行うための前提となる事項で、**表 33** のような内容が含まれる。d) の加熱温度は、大量調理施設管理衛生マニュアルによると「中心部温度 75℃以上、1 分以上」が標準とされている。

表 33. 一般的衛生管理プログラムの主な内容

施設・設備の衛生管理
施設・設備、機械・器具の保守管理
鼠族・昆虫の防除
使用水の衛生管理
排水および廃棄物の衛生管理
従事者の衛生管理
従事者の衛生教育
食品などの衛生的取り扱い
製品の回収プログラム
試験・検査に用いる設備などの保守管理

8 HACCPシステム

Q 8-4 ISO 22000 について述べた次の文章の①〜③に当てはまる用語を下記の語群から1つずつ選びなさい。

　ISO 22000 とは、コーデックスの12手順に沿った ① システムと品質マネジメントシステム（ISO 9001）を組み合わせた ② マネジメントシステムの規格であり、2005年9月に発行された。従来の ① は製造工程の衛生管理に重点が置かれ、フードチェーン（食品の流れ）全体の関係や責任分担、情報交換なども配慮されておらず、またいわゆる ③ をどの程度行うかによって、構築する ① プランが大きく異なってくるにもかかわらず、その両者の関係や、プログラム実施状況の確認、また実際にシステムをどのように運用し、維持、改善していくかということなどが曖昧であるなどの問題がみられる。このような点から、国際的に普及しつつある ISO 9001 の規格を用いて、コーデックスの ① 12手順の不足を補った ② マネジメントシステムを確立したものが ISO 22000 といえる。

【語群】 ① 検査、リスク管理、リスク分析、環境保全、HACCP、品質保証
② 食品安全、品質管理、環境保全、精度管理、品質保証
③ 一般的衛生管理プログラム、検証、モニタリング、洗浄殺菌、従業員教育、施設・設備の衛生管理

正解 ① HACCP　② 食品安全　③ 一般的衛生管理プログラム

解説 ISO（International Organization for Standardization；国際標準化機構）はアイソ、アイエスオー、イソと呼び、語源は略語ではなく、ギリシャ語で「均等」を意味するisosに由来する。国際貿易の円滑化のために工業分野の国際的な標準規格を策定するための組織であり、製品の品質や環境の国際的な管理システムの標準化のために、ISO 9001（品質マネジメントシステム）や ISO 14001（環境マネジメントシステム）などの規格を策定・発行し

ている。

ISO 22000 とコーデックスの HACCP 12 手順との主要な違いは次の通りである。

(1) 従来の HACCP では一般的衛生管理プログラムの部分は HACCP の前提事項と位置づけられているが、ISO 22000 では、そのうち、工場の設備や器具の整備のような製造環境の衛生管理に類する部分への取り組みを「前提条件プログラム (PRP)」とし、攪拌機の洗浄のような製造工程に関する一般的衛生管理プログラムを「オペレーション PRP (OPRP)」として分けた。

(2) 従来の HACCP では製造工程における食品安全ハザードの管理は CCP に重点が置かれているが、ISO 22000 では CCP とオペレーション PRP の両者を用いて管理する。

(3) ISO 22000 ではオペレーション PRP と CCP によって管理が行われるが、これらが本当に機能しているかどうかの「妥当性確認」のチェックを明確にした。

したがって、ISO 22000 では、食品安全ハザード管理の手段として、従来なかった OPRP という考え方を取り入れ、図 28 のように、PRP、OPRP、HACCP の三者を適切に組み合わせたシステムとなっている。

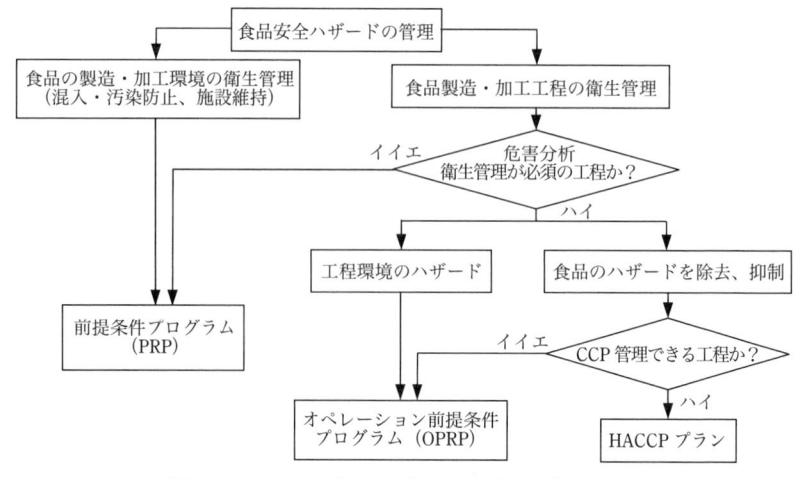

図 28. ISO 22000 による食品安全ハザード管理 (大西)

【編著者紹介】

藤井建夫（ふじい　たてお）

略　歴　── 1943年京都市生まれ．1968年京都大学農学部水産学科卒業．1975年京都大学大学院農学研究科博士課程修了．京都大学農学部助手．水産庁東海区水産研究所（現水産総合研究センター）微生物研究室長を経て，1986年東京水産大学食品生産学科助教授，1993年同教授，2003年東京海洋大学教授（大学統合により名称変更），2007年山脇学園短期大学食物科教授，東京海洋大学名誉教授，2009年より東京家政大学特任教授，現在に至る．農学博士．

委　員　── 日本食品衛生学会（前会長），日本食品微生物学会（理事），日本伝統食品研究会（会長），内閣府食品安全委員会専門委員，ほか．

専門分野　── 食品微生物：特に腐敗・食中毒菌など有害微生物の制御，水産発酵食品における微生物機能の解明．

主な著書　「微生物制御の基礎知識」（中央法規出版, 1997）
「魚の発酵食品」（成山堂書店, 2000）
「食品微生物Ⅱ─食品の保全と微生物」（幸書房, 2001）
「増補　塩辛・くさや・かつお節」（恒星社厚生閣, 2001）
「食品微生物標準問題集」（幸書房, 2002）
「食品衛生学　第2版」（恒星社厚生閣, 2007）
「加工食品と微生物」（中央法規出版, 2007）
「日本の伝統食品事典」（朝倉書店, 2007）
「食品安全の事典」（朝倉書店, 2009），ほか

よくわかる　食品有害微生物　問題集

2010年3月15日　初版第1刷　発行

編著者　藤　井　建　夫
発行者　桑　野　知　章
発行所　株式会社　幸　書　房
〒101-0051　東京都千代田区神田神保町3-17
TEL 03-3512-0165　FAX 03-3512-0166
URL：http://www.saiwaishobo.co.jp

組　版：デジプロ
印　刷：平文社

Printed in Japan.　2010　Copyright Tateo Fujii
本書を無断で引用または転載することを禁ずる．

ISBN978-4-7821-0341-8　C3058

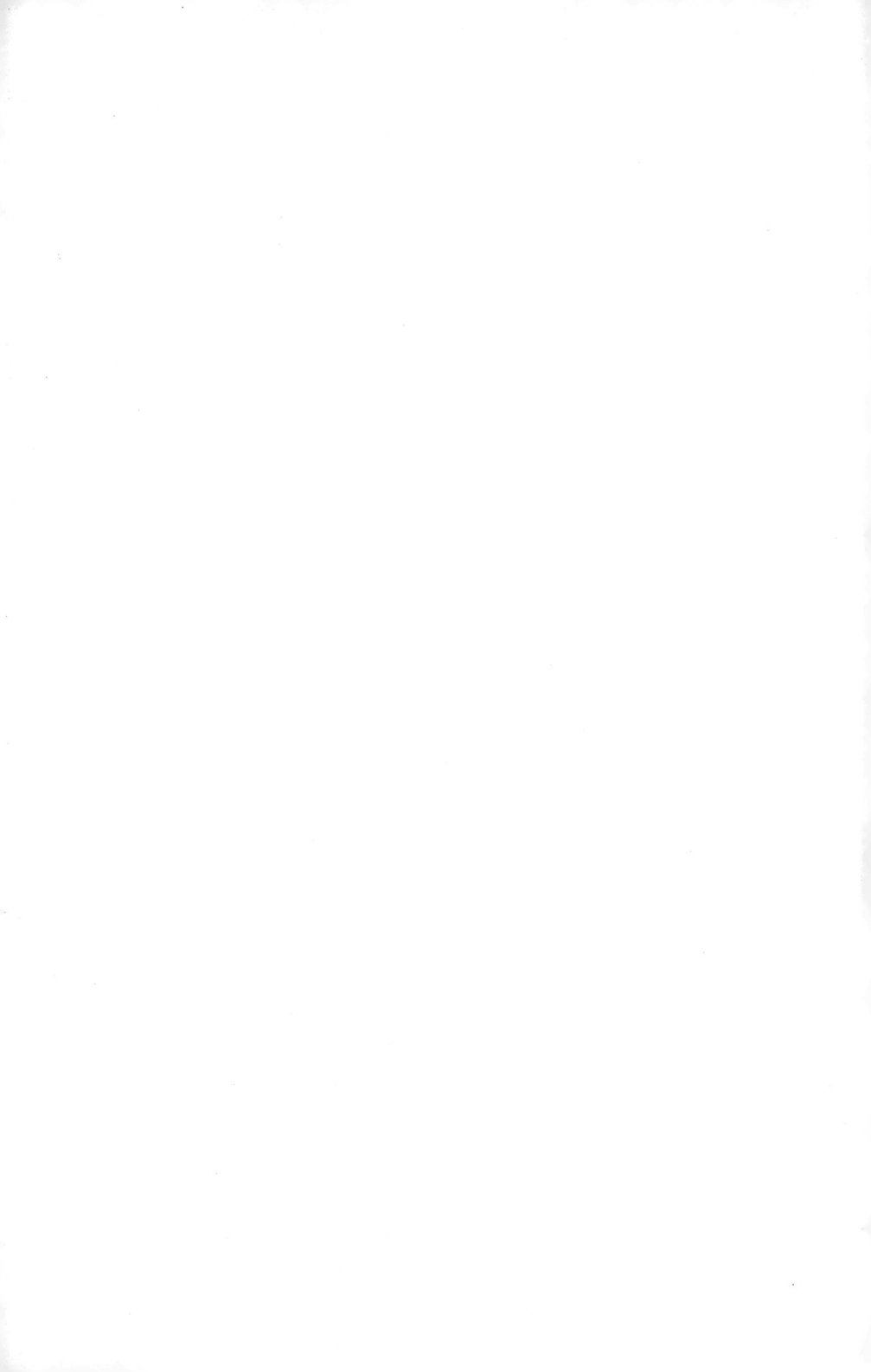